广视角·全方位·多品种

权威·前沿·原创

皮书系列为
"十二五"国家重点图书出版规划项目

U0206507

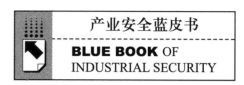

产业安全蓝皮书

BLUE BOOK OF
INDUSTRIAL SECURITY

中国医疗产业安全报告
（2013~2014）

ANNUAL REPORT ON CHINA'S MEDICAL INDUSTRIAL SECURITY
(2013-2014)

主　编／李孟刚　高献书

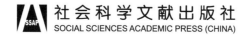

社会科学文献出版社
SOCIAL SCIENCES ACADEMIC PRESS (CHINA)

图书在版编目（CIP）数据

中国医疗产业安全报告. 2013~2014/李孟刚，高献书主编.
—北京：社会科学文献出版社，2014.1
（产业安全蓝皮书）
ISBN 978 – 7 – 5097 – 5241 – 8

Ⅰ.①中…　Ⅱ.①李…　②高…　Ⅲ.①医疗保健事业 – 医药
卫生管理 – 研究报告 – 中国 – 2013~2014　Ⅳ.①R199.2

中国版本图书馆 CIP 数据核字（2013）第 257850 号

产业安全蓝皮书
中国医疗产业安全报告（2013~2014）

主　　编 / 李孟刚　高献书

出 版 人 / 谢寿光
出 版 者 / 社会科学文献出版社
地　　址 / 北京市西城区北三环中路甲 29 号院 3 号楼华龙大厦
邮政编码 / 100029

责任部门 / 经济与管理出版中心（010）59367226　　责任编辑 / 张景增　王莉莉
电子信箱 / caijingbu@ ssap. cn　　　　　　　　　 责任校对 / 邓晓春
项目统筹 / 恽　薇　蔡莎莎　　　　　　　　　　　 责任印制 / 岳　阳
经　　销 / 社会科学文献出版社市场营销中心（010）59367081　59367089
读者服务 / 读者服务中心（010）59367028

印　　装 / 北京季蜂印刷有限公司
开　　本 / 787mm×1092mm　1/16　　　　　　　　 印　张 / 17
版　　次 / 2014 年 1 月第 1 版　　　　　　　　　　字　数 / 198 千字
印　　次 / 2014 年 1 月第 1 次印刷
书　　号 / ISBN 978 – 7 – 5097 – 5241 – 8
定　　价 / 59.00 元

产业安全蓝皮书学术委员会

吴晓求　中国人民大学金融与证券研究所
　　　　所长、教授
叶茂林　中共北京市委教育工作委员会委
　　　　员、北京市教育委员会副主任
于文明　国家中医药管理局副局长

本书受教育部专项任务"中国产业安全指数研究"
（项目编号：B09C1100020）资助

主编简介

李孟刚 男，1967年4月出生，山东省博兴县人，中共党员；经济学博士，交通运输工程和理论经济学双博士后；北京交通大学教授、博士生导师、国家社科基金重大招标项目首席专家、新华社特约经济分析师、国家社科基金评审专家、中国博士后科学基金评审专家。

现任北京交通大学中国产业安全研究中心（CCISR）主任，北京市哲学社会科学北京产业安全与发展研究基地（省部级科研平台）负责人、首席专家；兼任中国产业安全论坛秘书长、《管理世界》常务编委、《北京交通大学学报》（社会科学版）编委会委员。2009年12月入选教育部新世纪优秀人才支持计划。

博士学位论文《产业安全理论的研究》入选"2009年全国优秀博士学位论文提名论文"；专著《产业安全理论研究》（经济科学出版社，2006）先后获得2008年度第十届北京市哲学社会科学优秀成果奖（省部级）二等奖、2009年度高等学校科学研究优秀成果奖（人文社会科学）二等奖；主编《产业经济学》并由高等教育出版社作为研究生教材出版，2011年被评为"北京高等教育精品教材"。2013年论文《"小土豆"如何办成"大产业"？——西部地区落实十七大精神加强新农村建设的有效产业支撑》获得第六届高等学校科学研究优秀成果奖（人文社会科学）二等奖。

在《光明日报》（理论版）等权威学术报刊发表论文 80 余篇，多篇被《新华文摘》、人大复印报刊资料中心全文转载；主持或参与撰写的高水平内参报告获得党和国家领导人的专门批示，相关政策建议多次被有关部委采纳。

作为首席专家主持国家发改委"十二五"规划前期重大研究课题——"我国'十二五'粮食安全保障体系构建研究"；2008 年作为首席专家中标国家社科基金重大招标项目——"应对重大自然灾害与构建我国粮食安全保障体系对策研究"；主持的国家级、省部级科研课题还有国家社科基金重点课题、中国博士后科学基金特别资助项目、国家商务部部级课题、教育部重大研究专项课题、中国保险监督管理委员会部级课题等。

高献书 男，50 岁，汉族，无党派，北京大学医学部教授，博士生导师。北京大学第一医院放射肿瘤科（前列腺癌放射治疗中心）主任，中华放射肿瘤学会委员会第五届常务委员，中国抗癌学会神经肿瘤分会常务委员，中日韩放射治疗学会秘书长，北京抗癌协会放射肿瘤专业委员会副主任委员，北京市医师协会放疗专业专家委员会委员，北京市肿瘤学会委员，北京市放射肿瘤委员会委员，第五届全国食管癌放射治疗专业组组长；兼任《中华放射肿瘤学杂志》《中国神经肿瘤杂志》编委，《中华放射医学与防护杂志》《中国肿瘤临床》杂志特约审稿专家。

2006 年被聘为河北省人民政府参事室（河北省文史研究馆）馆员。

从事临床、教学和科研近 25 年，以项目负责人身份承担过多项国家级及省市的基金资助项目。主持国家自然科学基金 4 项、省部级科研课题 9 项。主编《食管癌放射治疗指南 2011 版》，参与编写医学著作 3 部；发表学术论文 70 余篇，其中 SCI 收录 10 篇；申请专利 3 项；培养博士、硕士研究生数十人。

摘　要

产业安全是经济安全和经济发展的基础，是政府制定产业政策、实行经济干预最基本的出发点，研究产业安全问题有利于进一步优化产业结构，实现产业合理布局，增强产业竞争力，提高产业安全度，从而有效保障国家经济安全。

医疗产业是关系人类生存和健康的产业，与国计民生密切相关，是国民经济的重要组成部分，在世界各国特别是欧美发达国家的产业体系和经济增长中都起着举足轻重的作用。

我国医疗产业安全是指国内医疗产业在公平的经济贸易环境下平稳、全面、协调、健康、有序地发展，使我国医疗产业能够依靠自身的努力，在公平的市场环境中获得发展的空间，从而保证国民经济和社会全面、稳定、协调和可持续发展。主要表现为医疗产业具有保持民族产业持续生存和发展的能力，始终保持本国资本对本国医疗产业主体的控制。

本书在章节内容安排上，首先对中国医疗产业安全的发展态势进行了综合性、多元化的梳理；然后依次阐述了医药产业和医疗器械产业的发展现状、安全影响因素、产业安全状况评估、产业安全度的估算以及维护产业安全发展的对策建议。

通过本书建立的评价指标体系进行医药产业及医疗器械产业安全度估算，其结果显示：2011～2012年，我国医药产业处于基本安全的状态，在中成药的研发水平上，仍需要努力；我国医疗器械产业处于基本安全的状态，但是安全度水平比较低，需要加大研发力度，提升自主创新能力。因此，国家应加强整体规划和宏观调控，加大投入力度，健全产、学、研创新体制；构建自主创新产业集群，培育规模型企业；重点布局，加快产业结构调整；健全监管体制，促进产业创新发展。

本书撰写并发布的目的是通过科学、系统、全面地对我国医疗产业安全状况进行研究和评估，维护国家利益和产业安全，提升产业竞争力、控制力以及对外开放的质量，进而提升国家产业竞争力，促使我国医疗产业健康、稳定、安全发展。

Abstract

Industrial security is the foundation of economic security and development, and the starting point for the government to formulate industrial policies and implement basic economic intervention. Research on industrial security is conducive to further optimizing industrial structure, realizing the rational distribution of industry, increasing industrial competitiveness and improving industrial security so as to safeguard effectively national economic security.

The medical industrial, which concerns human survival and health, is closely related to the national economy and people's livelihood, and it is also an important part of national economy. In developed countries, especially in Europe, the United States and the Japan, it also plays an important role in industrial system and economic growth.

Medical industrial security in China means that the domestic medical industry can be smoothly, comprehensively, harmoniously, healthily and orderly developed under the fair environment of economy and trade. Therefore, it is able to develope in a fair market environment by relying on its own efforts, to guarantee the comprehensive, stable, harmonious and sustainable development of the national economy and society. It has the capacity to keep the sustainable survival and development of the industry, and to control the domestic capital of medical industry in primary subjects.

The book sorts the development trend of the medical industrial security in China. Then it elaborates and analyzes the present situation, the factors influencing security, the evaluation of industrial security, the evaluation of reliability and policies and suggestions for maintaining the development of industrial security in the pharmaceutical and medical device industry.

By estimating the security of the pharmaceutical and medical device industry with the index system developed in this book, we obtained the following: from 2011 to 2012, China's pharmaceutical industry was in a state of basic security. The level of research in Chinese medicine still needs to improve. The medical device industry in China is also in a state of basic security, but it needs to increase the research intensity and promote independent innovation ability because of its low reliability. Therefore, the state should strengthen integral planning, macroeconomic regulation and investment, improve the system of production, use and innovation. The government should establish the industrial cluster of independent innovation in order to cultivate large-scale enterprises. And the government should speed up the adjustment of industrial structure and improve the regulatory system, and promote industrial innovation and development.

Therefore, this book scientifically and comprehensively studies and evaluates medical industrial security in China. The goal is to maintain national interests in China and industrical security, to enhance its competitiveness, control power and quality during the process of opening up. This goal is to improve the nation's industrial competitiveness, to enhance the healthy, stable and secure development of the medical industry in China.

目 录

皮书数据库阅读**使用指南**

CONTENTS

𝔹 I General Report

𝔹 II Sub-Reports

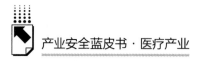

总 报 告

General Report

B.1
中国医疗产业安全报告

张 明*

摘 要：

产业安全是经济安全的基础和核心，是国家制定产业政策、实行经济干预最基本的出发点。开展医疗产业安全评估工作，分析制约产业生存和发展的关键问题与重大威胁，对于我国在经济全球化背景下有效维护医疗产业安全，具有重要的实践意义和现实意义。

关键词：

产业安全 医疗产业安全 安全评估

---

* 张明，医学博士，北京交通大学中国产业安全研究中心应用经济学博士后，副教授，现就职于河北省人民医院。

一 研究我国医疗产业安全的重要意义

产业安全是经济安全的基础和核心，是国家制定产业政策、实行经济干预最基本的出发点。开展产业安全评估工作，分析制约产业生存与发展的关键问题与重大威胁，对于我国在经济全球化背景下有效维护产业安全，具有重要的实践意义和现实意义。[①]

医疗产业作为一种特殊的产业，关乎人类的生存和健康，因此非常重要。在世界各国特别是欧美发达国家的产业体系和经济增长中，医疗产业起着举足轻重的作用。因此，医疗产业已成为世界各国广泛重视并大力发展、相互展开激烈角逐的一个焦点领域。

医疗产业的发展虽然是经济问题，但更是国家问题。因为与医疗产业直接相关的医疗卫生事业是造福人民的事业，关系广大人民群众的切身利益，关系千家万户的幸福安康，也关系经济社会协调发展，关系国家和民族的未来。人人享有基本卫生保健服务，人民健康水平不断提高，是人民生活质量改善的重要标志，是全面建设小康社会、推进社会主义现代化建设的重要目标。

而医药卫生体制的改革是一个世界性的难题。发达国家虽然经过数十年甚至上百年的摸索已建立起相对科学、完善的体制，但是随着经济的发展、人类疾病谱的改变以及对于医疗健康需求的不断提高，矛盾仍然不能得到很好的解决。

---

① 李孟刚：《产业安全理论研究》，经济科学出版社，2012。

我国也不例外，虽然医药卫生事业发展迅速，但也产生了许多新的矛盾：医疗制度与发展的不匹配；卫生投入与需求的矛盾突出；城乡医疗资源配比失衡；医疗费用高，超出人们的支付能力；药品生产、流通、使用秩序混乱；医疗保障体系建设严重滞后、缺乏活力，这些都引发了人们"看病难""看病贵"的问题，甚至导致多起医患之间恶性事件的发生，严重影响了社会的稳定。①

1985 年我国开始进行医疗卫生体制改革，2009 年我国已启动第三次医改。此次基层医改取得重大突破，亮点频现，百姓所享受的实惠也逐年增多，可以总结为三个成绩：第一是覆盖率增加，据卫生部的公开数字，截至 2011 年底，城乡居民医保的参保人数达 12.95 亿人，覆盖全国 95% 左右的人口。第二是城镇居民医保的推行，新医改未开始之前，生活在城镇的无职业人群均无医疗保障，随着新医改的推行，政府加大投入，将这部分人群纳入医疗保障体系。第三是新农合的覆盖面更广了，农村居民几乎全部纳入保障范围之内，参保人数达 8.32 亿人，覆盖率超过 97%。2012 年，人均筹资额提升至 300 元，2015 年将进一步提升至 360 元以上。新农合和城镇居民财政补贴力度提升，通过提高报销比例、扩大报销范围等手段，提高居民就诊率，这些成绩正逐渐将潜在需求转化为现实需求，必然刺激医疗经济的快速发展（见图 1 至图 3）。

虽然我国医改效果显著而且取得了很多阶段性的成绩，但与此同时一些问题也浮出水面，如公立医院改革进展缓慢、公立医

---

① 杜乐勋、张文鸣等：《中国医疗卫生发展报告 No.5》，社会科学文献出版社，2009。

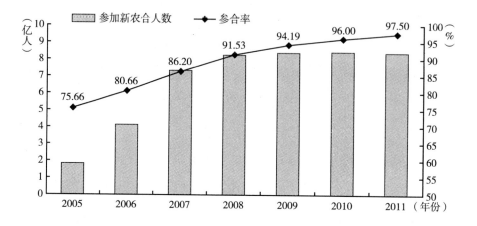

图1 新农合参合率快速提升

资料来源：卫生部；华泰证券研究所。

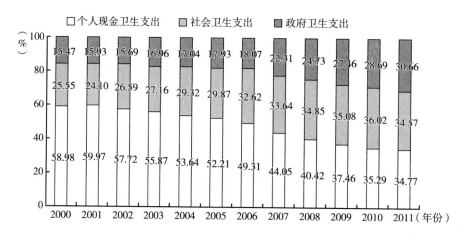

图2 中国卫生总费用筹资构成

资料来源：国务院新闻办公室：《2012年中国的医疗卫生事业》。

疗机构与民营医疗机构资源分配不均、患者医疗费用随医保覆盖面的扩大而上涨等。这些问题的产生并非偶然，而是涉及中国医改的体制及结构的深层矛盾。这些矛盾及问题也推动了政府及相关部门更进一步的思考与政策的制定。

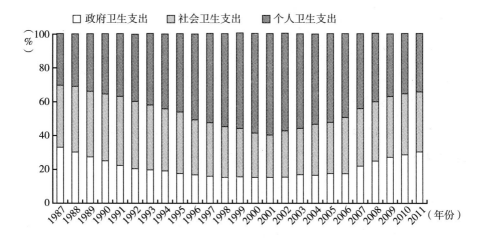

图3 政府卫生支出逐步增加

资料来源：《中国卫生统计年鉴2012》；国海证券研究所。

随着新医改的深入，医疗相关领域受到了一定的关注，这将为医疗服务、商业健康保险、医药、医疗器械等特定的细分领域带来一定的投资机会，特别是在公立医院改革以及商业保险方面，对于民营资本的进入也是一个很好的机会。

《卫生事业发展"十二五"规划》提出到2015年初步建立覆盖城乡居民的基本医疗卫生制度、基本实现全体人民病有所医的发展目标。中国居民的健康水平已处于发展中国家前列。2010年人均期望寿命达到74.8岁，其中男性72.4岁，女性77.4岁（见图4）。这一战略指引了未来健康产业的发展方向。从长期看，人口老龄化带来各种慢性疾病发病率提升和疾病谱变化，医药费用整体呈现上涨趋势，政府卫生支出保持快速增长趋势（见图5、图6），从而推动刚性需求的快速增长。在人口老龄化的背景下，美、日、法等发达国家的卫生费用/GDP较高，而我国医疗卫生费用/GDP、政府卫生支出/总卫生费用指标仍有巨大的提升空间（见图7、图8）。重大疾病发病率的提高、新技术在重大治疗领域的突破，使得高端创新药物在高价无医保的情况下依然能够畅销无碍。高端消费的升级，以及人们在健康领域消费意识的提高，将推动"健康消费品"在医保覆盖之外的消费向更为广阔的领域延伸和升级，在未来10年必然刺激医疗经济向非必须治疗和保健经济的方向转化及发展。

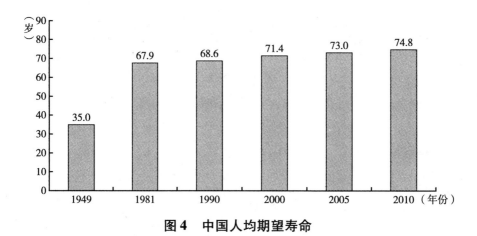

图4 中国人均期望寿命

资料来源：国务院新闻办公室：《2012年中国的医疗卫生事业》。

中国政府网于2010年10月18日刊登了《国务院关于加快培育和发展战略性新兴产业的决定》（以下简称《决定》）。战略性新兴产业是引导未来经济社会发展的重要力量。发展战略性新兴产业已成为世界主要国家抢占新一轮经济和科技发展制高点的重大战略。《决定》指出根据战略性新兴产业的特征，立足我国国情和科技、产业基础，现阶段我国重点培育和发展节能环保、新一代信息技术、生物、高端装备制造、新能源、新材料、新能源汽车七大产业。

根据《决定》确定的目标，到2015年，我国战略性新兴产

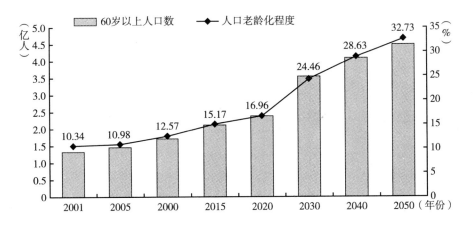

图5 中国人口老龄化程度

资料来源：人保部；国海证券研究所。

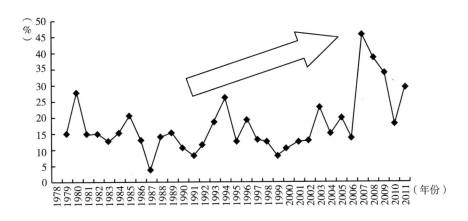

图6 政府卫生支出保持快速增长

资料来源：《中国卫生统计年鉴2012》；国海证券研究所。

业形成健康发展、协调推进的基本格局，对产业结构升级的推动
作用显著增强，增加值占国内生产总值的比重力争达到8%左
右。到2020年，节能环保、新一代信息技术、生物、高端装备
制造产业将成为国民经济的支柱产业，新能源、新材料、新能源

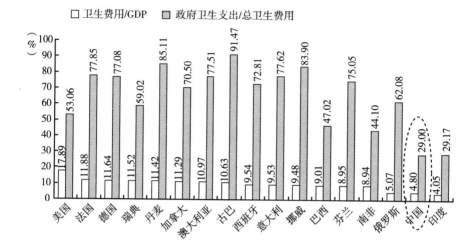

图7 世界各国卫生费用/GDP 及政府卫生支出/总卫生费用

资料来源：国海证券研究所。

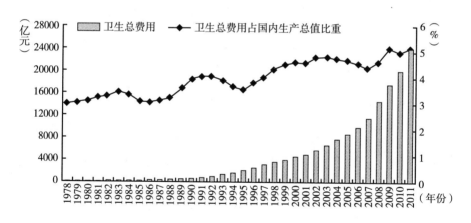

图8 中国卫生总费用和卫生总费用占国内生产总值比重

资料来源：国务院新闻办公室：《2012 年中国的医疗卫生事业》。

汽车产业成为国民经济的先导产业。战略性新兴产业增加值占国内生产总值的比重力争达到 15% 左右。对于这些产业的发展目标，《决定》还提出，到 2020 年战略性新兴产业创新能力大幅提升，并掌握一批关键核心技术，在局部领域达到世界领先水平；形成一批具有国际影响力的大企业和一批创新活力旺盛的中小企业；建成一批产业链完善、创新能力强、特色鲜明的战略性新兴产业集聚区。再经过 10 年左右的努力，战略性新兴产业的整体创新能力和产业发展水平达到世界先进水平，为经济社会可持续发展提供强有力的支撑。

因此，评价一个产业是否能够成为国民经济的支柱产业，在看到产业发展前景的同时，还要看它对于国民经济的贡献情况，从这方面来看，战略性新兴产业目前的发展虽然任重道远，但是战略性新兴产业支柱化的趋势是清晰的。

《决定》中提到的生物产业为医药产业的七个子行业（化学药品原药制造、化学药品制剂制造、中药饮品加工、中成药制造、兽用药品制造、生物和生化制品的制造以及卫生材料及医药用品制造）之一，属于医疗产业的范畴。《决定》中提到的高端制造产业是指制造业的高端领域，属于多学科和多领域高、精、尖技术的集成，具有高附加值特征，处于产业链的核心部位，其发展水平决定产业链的整体竞争力。大型医疗仪器和设备位居其中，也属于医疗产业的范畴。

中医药学是中国有望取得原始性创新突破、对世界医学乃至科学技术发展产生重大影响的学科。近年来，国家在政府工作报告中提出要大力发展中医药事业，并连续出台了《中药现代化发展纲要》《国家中长期科学和技术发展规划纲要（2006～2020年)》《中医药创新发展规划纲要（2006～2020年)》《关于切实加强民族医药事业发展的指导意见》等一系列重大政策。《国家中长期科学和技术发展规划纲要（2006～2020年)》中把"加

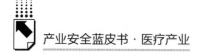

强中医药继承和创新、推进中医药现代化和国际化"列为重要内容之一，而中医药产业也属于医疗产业的范畴。

因此，我们看到医疗产业集资本、技术和知识密集型为一体，既是朝阳产业，又是战略产业，甚至随着经济的发展会成为中国经济未来的支柱产业，是涉及经济安全的重要领域。

在我国，医疗产业越来越为全社会所关注，该产业的健康发展在维护国家经济安全中具有不可替代的独特作用，更重要的是对解决人民群众"看病难""看病贵"的问题，以及促进我国政府早日实现"人人享有卫生健康"的战略目标具有重要意义，是构建社会主义和谐社会的重要内容。特别是我国启动覆盖13亿人口的基本医疗卫生体系，使得我国医疗产业安全的维护工作更为紧迫和重要。

二 医疗产业安全特征及现状

医疗产业集资本、技术和知识密集型为一体，既是朝阳产业，又是战略产业，甚至随着经济的发展会成为中国经济未来的支柱产业，是经济安全涉及的重要领域。

我国医药产业呈现以下特征：①医药制造业的复杂性；②医药制造业的高投入性、高风险性，创新能力薄弱；③医药制造业的高技术性；④医药制造业的相对垄断性；⑤医药制造业的持续成长性。

我国医药产业的发展现状如下：①制药产业不断壮大，但是自主创新能力弱，整体技术水平不高，产品附加值低，特别是产品同质化严重，生产集中度低。从整个产业发展来看，外资企业和合资企业已控制了我国药品的高端市场，外资企业的产品占据60%～65%的市场份额，而国内制药企业对市场的控制力正被逐步削弱。②我国医药产业"十二五"规划的核心思想是"产业转型，技术升级"，不再追求原来的速度和数量叠加。产品标准要升级，质量保障体系也要提高，这将大大提高我国制药业的生产水平。但是，我国药企面临严重的技术壁垒和高技术研发人才的流失。

影响我国医药产业安全的因素如下：①创新能力低，竞争力弱，人才缺乏。②环境保护和节能减排，治污成本与经济效益并存；天然资源原材料价格上涨，稀缺中药材资源面临枯竭。③在外资方面，国外医药大企业将众多新药试验移植到我国，利用我国丰富的病源进行新药安全性及疗效研究，给我国患者的健康和生命造成了巨大威胁；并购研发能力突出的企业，抢占生物制药研发先机，掌握药品开发核心技术，垄断市场；外资企业研发中心高薪聘用国内人员从事研发工作，使国内企业难以聘到高素质创新型人才，使得国内企业进行新技术研发更加举步维艰。④在政策因素方面，需要建立健全相关法律法规和制度，重点在于监管体制的完善和执行力度。

我国医疗器械产业的特征如下：①医疗器械产业规模不断扩大。但是，目前在国民经济中所占的比重有限。近年来，政府对医疗卫生事业加大投入和支持，我国医疗器械产业销售收入近年来增长迅速，因此，我国医疗器械产业市场前景非常广阔。②产品注册数量不断增加，企业数量很多，主要以私营企业为主。③明显形成了珠江三角洲、长江三角洲及环渤海湾三大区域。三大区域依靠本地区工业技术、科学技术人才、临床医学基础及政策性优势，成为医疗器械产业的三大产业聚集区，三个区域的总产值之和及销售额之和均占全国总量的80%以上。

我国医疗器械产业的发展现状如下：①产业发展迅速，行业两极分化趋势明显，以低端产品为主出口，高端产品则以进口为主，与发达国家相比差距明显。②生活水平和生活质量的提高使人们的医疗保健意识越来越强，与此同时，城市化进程的加快使得人们对疾病的诊治需求日益增长，人口老龄化带来的疾病谱的改变也势必会刺激各种新型医疗设备的研发、生产和推广使用，医疗卫生体系的完善给医疗设备需求带来了广阔的市场空间，因此，医疗器械市场需求潜力巨大。

影响我国医疗器械产业安全的因素如下：①产业生存和发展的劳动要素环境、资源环境和能源环境与发达国家的差距还很大。②我国医疗器械市场的低端产品竞争力不强，产品利润空间小，而高端产品严重依赖进口，国际市场上占有率极低，严重影响产品的国际竞争力。③创新能力低，缺乏专业人才。④医疗器械产业政策不完善，监管有待进一步完善。

三　我国医疗产业安全面临的问题

医疗产业是关系人类生存和健康的产业，与国计民生密切相关，是国民经济的重要组成部分，在世界各国特别是欧美发达国家的产业体系和经济增长中也都起着举足轻重的作用。医疗产业的构成产业较多，主要包括六大部分：①医疗服务，包括医院、诊所、护理机构等。②医疗保险，包括由政府办的医疗保险和商业医疗保险等。③医疗管理组织，连接保险公司和医疗服务的中间组织等。④医疗设备及器械制造，包括医疗设备、器械及医用耗材等。⑤医药制造，包括化学药品原药制造、化学药品制剂制造、中药饮品加工、中成药制造、兽用药品制造、生物及生化制品的制造以及卫生材料及医药用品制造等。⑥医学教育机构、咨询机构及医药行业专业媒体等。

我国医疗产业安全是指国内医疗产业在公平的经济贸易环境下平稳、全面、协调、健康、有序地发展，使我国医疗产业能够依靠自身的努力，在公平的市场环境中获得发展的空间，从而保证国民经济和社会全面、稳定、协调和可持续发展。医疗产业安全主要表现为医疗产业具有保持民族产业持续生存和发展的能力，始终保持着本国资本对本国医疗产业主体的控制。

目前全球经济的主要推动力正逐步向新兴市场和发展中国家转移，在这种新形势下，中国医疗产业将面临更加错综复杂的安全形势。准确掌握新形势下我国医疗产业的安全状况，提出促进行业发展、维护产业安全的对策及建议对于我国在后金融危机时代有效开展维护医疗产业安全工作，具有重要现实意义。

但是，因为各产业的地位与作用不尽相同，产业安全问题的严重程度亦不一致。因此，选择有代表性的重点产业，评估其产业安全状况，便能代表国家该产业安全的整体状况。本课题组选择医疗产业安全评估的重点产业的原则如下。

一是重要性原则：选择对我国经济安全有重要影响的产业，包括支柱产业以及战略性新兴产业。

二是连续性原则：选择的重点产业，尽量与以往研究保持延续性，便于进行对比分析。

三是关联性原则：选择的重点产业，尽量与我国商务工作有较为密切的关联。

基于以上原则，课题组对医疗产业安全状况评估的范围重点集中在医药产业和医疗器械产业。

（一）医药产业安全面临的问题

医药产业作为医疗产业中的一个重要组成部分，在国民经济中占有举足轻重的地位。与其他产业相比，医药产业具有"四高"——高投入、高收益、高风险、高技术密集的特征。医药产业是集资本、技术和知识密集型为一体的朝阳产业，也是涉及国计民生的战略产业。中国的医药产业起步于 20 世纪，经历了从无到有、从使用传统工艺到大规模运用现代技术的发展历程，目前已成为世界制药大国。作为拥有 13 亿人口的大国，在当前医疗体制改革全面推进的背景下，中国也成为国际制药企业竞相争夺的主要市场，国内外制药企业的博弈日趋复杂化。中国医药产业既面临产业结构升级、确保国内市场份额相对稳定和国际市场开拓的多重任务，又要积极克服产业健康发展所受的如下因素的影响。

1. 创新能力不足

由于缺乏核心创造力，产业整体技术化水平低，制药企业间的竞争多是恶性的价格竞争，这不利于产业的健康发展和安全维护。医药产业整体技术化水平低的原因主要有两方面：其一是支持中国技术产业化的设备、技术落后；其二是技术的产 – 研脱节。据权威人士估计，中国在医药生物技术产品研究开发领域，"上游开发"仅比国际水平落后 3 ~ 5 年，而"下游工程"却至少相差 15 年以上。

全球医药研发中心的转移，使国内外研发竞争不断升级。新药研发的投入大、周期长、风险大，而研发规模、资金等方面的差距，使得国内医药企业面临着来自跨国药企的巨大压力。

2. 环境压力制约产业发展

环境问题一直困扰着制药行业的诸多企业。当前在环境保护和节能减排的形势要求越来越严峻的情况下，医药产业面临两大矛盾：一是污染治理和降低单位能耗的难度大与技术相对缺乏之间的矛盾；二是企业污染治理成本高与经济效益低下之间的矛盾。如果这些问题不能得到有效解决，医药产业将陷入更加严重的环保困境，严重影响其产业安全。

另外，我国制药企业的新药研发能力与发达国家制药企业相比还存在较大差距，多数制药企业的产品为利润低、污染重、能耗高的仿制药品或传统低端产品，产品同质，产能过剩，其产业结构导致污染治理费用在产品制造成本中占有较高的比重。

3. 外资控制度高，产业安全受到威胁

我国医药市场发展迅速，因此，跨国企业为了达到以下目的，纷纷以合资、并购等多种形式展开投资行动，扩张趋势日益明显：并购国内大型企业以在非专利药生产上获取规模效益，降低成本；并购国内分销领域的龙头企业，以扩大在华营销网络；为利用我国丰富的疾病资源，降低临床试验成本；利用我国的稀缺中药材资源；并购研发能力突出的新兴企业，以抢占生物制药研发先机等。

外资企业的涌入为我国医药市场注入了新的活力，带来了先进的管理思想和技术，但同时也给我们带来了一定的隐患，如削弱了我国技术研发的积极性，拉大了我国与世界的技术差距，这

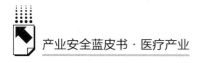

些都会给我国医药产业的安全带来冲击。

4. 高素质、高技术、高研发人才缺乏

医药的研发需要高素质人才，研制新药的先进设备需要高技术人才的支持。目前，我国的科研力量主要集中在高校及专业科研机构，企业的科研开发能力普遍较弱，在一些中小型企业中技术人员只占企业职工总人数的3%左右，而在美国的制药行业，每千名员工中就有90名科研人员。许多国内企业没有固定的培训场所和培训计划，没有严格的培训制度和培训目标，使培训流于形式，达不到提升人力资源的目标和长期可持续发展的战略目标。

劳动力要素影响着产业结构，其投入比例决定着产业内产品附加值的高低，是限制产业发展的一个重要因素。产业转型对劳动力要素提出了更高的要求，要想进行产业的转移或者升级，没有与之相搭配的劳动力要素是不行的。劳动力素质和劳动力成本是衡量某一产业劳动力要素的主要指标，显然劳动力素质和产业安全成正比，劳动力成本和产业安全成反比。我国医药制造业从业人员数量的增速，近10年的变化幅度不是很大，但整体仍保持加快的趋势。但是，与国际水平相比较，美国医药制造业全员劳动生产率2001年就已达到66250美元/人·年，按当年的人民币兑美元汇率均价8.27计算，相当于547887.5元/人·年，我国现在的水平仅为美国2001年水平的37.32%。

劳动力成本上升是推动产业调整和结构升级的重要因素。在中国现阶段，医药产业的劳动力成本在不断上升，尽管这意味着我国依靠"低工资"的传统竞争优势被逐渐削弱，但也同时表明产业的劳动要素环境在不断变好，吸收高素质人才的能力不断加强，进口先进设备无法操作、先进技术无人掌握等问题将会得到缓解，将进一步推进产业高技术化、自主创新化与智能化。

5. 国际化水平低

经过多年来的对外开放，外资企业已成为我国医药市场不可缺少的重要角色。随着国内外市场界限的逐渐淡化，内外资企业已呈现"你中有我，我中有你"的多方博弈特征。医药行业基本上是全方位开放的行业，要使得中国医药产业取得快速发展，必须融入全球的国际竞争合作环境中。

面对新的产业安全形势，在今后相当长的一段时间内，国内医药制药业的任务将主要为提升医药产业国际化水平，促进贸易与科技和产业间的有机结合，并推动产业结构的进一步升级。

（二）医疗器械产业安全面临的问题

医疗器械产业属于高科技产业，涉及医药、机械、电子、信息技术、材料等多个行业，其产品凝聚和融入了大量现代科技的最新成就，是医学与多种学科相结合的知识密集型、资金密集型的高新技术产物。全球医疗器械市场销售总额从 2001 年的 1870 亿美元增长到 2010 年的 3000 多亿美元，复合增长率达 8% 以上，是全球关注的新的经济增长点。虽然在全球经济衰退时期中国医疗器械增速放缓，但是医保覆盖率提高、人口老龄化、诊疗器械普及率增加等因素频频刺激需求的放量，这对中国医疗设备及器械企业来说是个难得的机会，因此，境内外资本竞相追逐投资医疗器械行业。然而，医疗器械产业的现状却不容乐观。面对激烈的国际竞争，我国的医疗器械产业还存在一系列需要解决的问题，并主要体现在高端技术与产品方面。

1. 研发投入不足，创新能力薄弱

医疗器械产业是一个充满竞争的产业，技术的进步与创新是整个产业发展的关键，因此，高技术医疗器械产品的研发是保持其核心竞争力的首要条件。医疗器械行业每年都需要投入充足的人、财、物进行科技研发，以保证产业的活力，但我国在研发方面的投入不足，致使整个产业的创新能力偏低。

首先，从研发从业人员看，尽管我国医疗器械制造业的科技人员占比呈逐年上升的趋势，但整体水平并不高，技术人员的匮乏将直接影响整个产业的科研力量，不利于产业的长期发展。

其次，从研发资金的投入看，对于医疗器械产业的研发资金投入力度不够。由于现代高科技医疗器械产品直接作用于人的特殊性，新产品从研制成功到临床试验，再到规模生产需要较长的周期，故其研究开发必然需要大量的资金支持。然而，我国医疗器械产业的科研费用占比只有 1.66%，新产品产值占比也只有 18.27%，导致我国医疗器械产业在很多关键技术方面难以取得突破，产业创新能力不足，并直接影响其国际竞争力。

相比之下，发达国家的这一数据则要高得多。如在美国，对医疗器械投入的科研费用占比在 20 世纪末一直在 10% 左右，并且呈不断上升趋势。[①] 高比率、高额度研发投入的直接效果是产品换代周期缩短，创新产品上市加快，使美国医疗器械行业的总体水平一直处于国际领先地位。

2. 进出口产品结构失调，高端产品主要依赖进口

从出口产品来看，我国医疗器械产业的出口产品主要是医用

---

① 李小敏、陈德棉：《医疗器械行业核心竞争力分析》，《现代管理科学》2009 年第 2 期。

敷料、按摩器具、高分子制品、医用仪器、医用家具等。其中，敷料类产品出口增幅最大。现阶段，我国医疗器械出口以低值耗材及中低端设备为主。

从进口产品来看，我国进口的主要产品为 X 射线应用设备、彩超诊断仪、X 射线断层检查（CT）仪、磁共振成像装置等，其中进口增幅最大的产品为 CT 仪。[①] 总的来看，国际高技术医疗设备市场主要被美国、日本、德国等少数国家垄断，具体而言，我国约 80% 的 CT 市场、90% 的超声波仪器市场、90% 的磁共振设备市场、90% 的心电图机市场等被国外产品所垄断。

虽然我国医疗器械企业在中、低端市场中具有天然优势，如较低生产成本带来的价格优势、享受国家政策的相对倾斜等，且国内企业也能够在国内外中、低端市场占据一席之地，但如果一直只走低端路线，而不注重在高端领域和产品创新方面的发展，那么我国的医疗器械产业是不能得到持久发展的。

大型医疗器械市场由国外垄断导致的一个直接后果是医疗成本的提高。由于我国各大医院只能高价从国外引进相应的大型医疗器械，导致相应的医疗费用也较高，增加了我国居民的医疗负担。与此同时，由于我国在医疗器械使用收费中规定国产医疗设备收费低于同类进口产品，因此，在实践中容易一味追求高价的进口诊疗设备而忽视国内产品的技术性能，制约了国内医疗器械产业的发展。

3. 外资企业占据我国医疗器械市场

近年来，外资企业对我国医疗器械产业的市场控制度一直处

---

① 《2010 年医疗器械行业风险分析报告》，国家发展和改革委员会、中国经济导报社，2010。

于较高水平，在很大程度上占据着我国的医疗器械市场。

从高端医疗器械产品看，我国高端医疗器械产品市场大多由飞利浦、通用电气和西门子 3 家巨头所控制，国内绝大多数企业都因技术不足、稳定性欠佳而无法涉足该领域。[①]

即便是以中低端产品为主的出口市场，外资企业也占据了半壁江山。据统计，2005～2009 年，外资企业出口总额占比分别为 55.29%、56.25%、56%、53.92% 和 51.62%，反映出外资企业对我国医疗器械市场的巨大冲击。

4. 贸易结构有待改善

一般加工贸易比重过大的负面影响是显而易见的。一方面，一般加工贸易的技术转移与溢出效应受限，不利于我国企业整体技术水平的提高，就总体而言，我国的不少企业还未能通过引进外资吸收先进技术，逐步形成自主的研究与开发能力；另一方面，同质加工企业过多容易导致激烈的市场竞争，使国内企业陷入困境。此外，简单的外资加工项目往往是原料、市场"两头在外"，与国内企业的产业关联度很小，对上下游企业的产业带动效应很微弱。如果不加以调整，可能导致的一个严重的后果是，我国能够成为世界各种产品的"加工厂"，在产品技术方面却要受制于人。2005～2009 年，医疗器械加工贸易比重分别为 43.2%、42.3%、39.2%、36.9% 和 35.13%。虽然近些年医疗器械业对外贸易结构得到了一定程度的优化，但加工贸易比重仍然偏高，我国也因此只能被称为医疗器械制造业大国，

---

① 何小红：《中国医疗器械行业现状及其未来发展趋势》，《财经界》2007 年第 10 期。

而不是医疗器械制造业强国，这会使我国医疗器械制造产业处在不安全的状态。

此外，我国医疗器械产业还存在进口设备开发利用率低、市场集中度低等一系列问题，医疗器械产业的发展尚处于起步阶段。在良好的发展前景下，我们应积极应对目前的各种问题，特别是加强高端医疗器械产业的建设，以实现我国医疗器械产业的长期平稳发展。

四 我国医疗产业安全建议及展望

医药及医疗器械产业安全形势严峻，在产业的各个方面都需要进行必要的调整和改进。总的来说，我们应遵照国家规划制定的总体方针政策，全面贯彻落实科学发展观，不断增强我国医疗产业的自主创新能力和适应国际复杂竞争环境的能力。首先，国家加强整体规划和宏观调控力度，完善相关法律与法规。其次，重点布局，加快产业结构调整，加强研发力度，培养技术开发能力，构建自主创新产业集群，培育规模型企业；加大投入力度，健全产、学、研创新体制，合理利用外资企业实现我国医疗产业的跨越式发展，健全监管体制，加强管理，降低风险。

参考文献

［1］李小敏、陈德棉：《医疗器械行业核心竞争力分析》，《现代管理科学》2009 年第 2 期。

［2］《2010 年医疗器械行业风险分析报告》国家发展和改革委员会、中国经济导报社，2010。

［3］何小红：《中国医疗器械行业现状及其未来发展趋势》，《财经界》2007 年第 10 期。

［4］李孟刚：《产业安全理论研究》，经济科学出版社，2012。

［5］杜乐勋、张文鸣等：《中国医疗卫生发展报告 No. 5》，社会科学文献出版社，2009。

The Report of the Medical Industrial Security in China

Zhang Ming

Abstract：The industrial security is the foundation of economic security and the starting point for the government to formulate the industrial policy and implement the basic economic intervention. The report not only evaluates the medical industry security，but also analyzes the key problems that restrict the survival and development of the industry. These two aspects play an important role in safeguarding the security of medical industry in china.

Keywords：Industrial Security；Medical Industry Security；Security Issues

分 报 告

Sub-Reports

B.2

关注医药产业发展
维护医药产业安全

秦尚彬*

摘 要：

　　医药产业是关系国计民生的重要支柱产业，医药产业的安全是国家产业安全的重要组成部分。本文主要通过医药产业安全的界定，结合我国医药产业现状、特征及发展趋势，分析我国医药产业目前存在的安全问题及隐患，以期为维护我国医药产业安全献计献策。

* 秦尚彬，北京大学肿瘤学博士，现就职于北京大学第一医院。

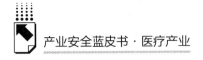

关键词：

医药产业　医药产业安全　医药制造业

一　医药产业安全的界定与特征

医药产业包括医药制造、运输、销售、消费及售后监督等环节。本篇将重点对医药制造业及影响其安全的因素进行阐述。医药制造业是指对资源（物料、能源、设备、工具、资金、技术、信息和人力等）按照市场要求，通过加工制造过程，转化为可供人们使用的医疗工业品与消费品的行业。医药制造业是医药产业的核心组成部分，医药制造产业是集资本、技术和知识密集型为一体的朝阳产业，也是涉及国计民生的战略产业，医药制造业的安全与否直接影响着整个医药产业的安全。

医药产业的安全是指医药产业生存与发展不受威胁的状态。医药产业安全主要包括两个方面，医药产业生存的安全和发展安全。按照经济学理论分析，医药产业安全包括产业组织安全、产业结构安全、产业布局安全和产业政策安全等。根据生产要素分为资源安全、技术安全、劳动力安全、竞争安全、创新安全等。按照医药产业环节分为医药制造业安全、医药运输安全、医药销售安全、医药消费安全等。

医药产业安全的特征除了产业安全的普遍性特征的战略性、综合性、紧迫性、层次性、动态性及策略性之外，还具有高投入、高技术、高风险、相对垄断等区别于其他产业安全的特性。本报告主要从医药制造业角度来分析医药产业安全。

（一）医药产业安全界定

国家经济安全的核心问题就是产业安全，只有通过保障国家产业安全才能保障国家的经济安全。有的学者从以下四个方面定义了产业安全：第一，产业控制说。该学说重点强调本国资本相对于外国资本而言，对本国相关的产业具有足够的控制力。第二，产业竞争说。主要讲的是本国产业通过各部门的协调发展，拥有足够强大的国际竞争力，能够参与和抵御外来竞争维护本国产业安全和发展。第三，产业发展说。重点强调关系到国家安全和利益的相关重要产业必须由本国控制，并且依靠国家的强大后盾参与国际竞争，维护本国产业安全和可持续发展。第四，产业权益说。重点强调，在国内和国外竞争中，国家的产业利益不受侵犯和损害。还有的学者从以下五个方面定义产业安全：第一，威胁论。主要强调的是外资依托其资本和技术等优势，通过并购或投资等方式介入并控制国家的重要产业，这将对国家产业安全形成巨大威胁。第二，能力论。重点强调国家产业在抵御外来竞争的不利因素时，各部门保持协调、均衡、可持续发展。第三，状态论。重点强调本国产业在国际竞争中健康、稳定、可持续的发展。第四，权力论。重点强调国家对关系国计民生的重要产业拥有调整和发展的自主权。第五，层次论。重点强调产业安全的界定是分层次的，不是单一的。① 概括起来，产业安全指的是产业的生存和发展不受威胁的状态，包括产业生存安全和产业发展

---

① 周行、冯国忠：《新时期我国医药产业安全对策分析》，《现代商贸工业》2013年第2期，第7~8页。

安全两个方面。

医药产业的安全作为国家安全的重要组成部分越来越受到重视。医药产业安全包括诸多方面,主要涉及的是产业的生存状态和发展态势不受损害。医药产业的安全包括医药制造业安全、运输安全、销售安全、消费安全等方面,其中,医药制造业的安全处于核心地位。作为国家经济安全的主要支柱产业之一,医药产业的安全界定为:对内,本产业拥有足够的控制力,产业内部各环节协调发展;对外,能够抵御外来开放竞争,保障自身权益,并且在国际竞争中拥有自己的竞争优势,不断增强自身的产业控制力和国际竞争力,实现持续、稳定发展。

(二)医药产业安全特征

产业安全的普遍性特征包括战略性、综合性、紧迫性、层次性、动态性及策略性六方面。医药产业安全是产业安全的重要组成部分,在国家安全的地位中越来越重要,它除了具备以上产业安全的六方面普遍性特征外,还具有复杂性、高投入、高风险、高技术、相对垄断等特征。

1. 医药产业安全的复杂性

医药产业是与国计民生有密切关系的支柱产业之一,其服务的最终对象是人类。无论是药品的研发制造还是药品的流通消费,都需要严格的管理和监控,需要全面详尽的法律法规制度保障。我国医药行业监管涉及国务院下辖的 5 个部门,分别为:国家食品药品监督管理总局、国家卫生和计划生育委员会、国家发展和改革委员会、劳动和社会保障部、环保部。其中,国家食品药品监督管理总局及其各级机构为医药行业主管部门。医药行业的主要管理制度和法律法规有：药品生产经营许可制度、药品注册管理与新药保护制度、药品生产质量管理规范和经营质量管理规范制度、国家药品标准制度、药品定价制度、处方药和非处方药分类管理制度等。

医药产业安全的复杂性表现为医药产业安全管理的复杂性，主要有以下几个方面。

（1）药品生产经营许可制度管理和规范药品的生产和经营。我国对药品生产和经营实行许可制度。药品生产经营许可制度包括《药品管理法》《药品流通监督管理办法》《药品管理法实施条例》《药品生产监督管理办法》等。药品生产或批发企业的开办，必须向企业所在地省级药品监督管理部门申请，审核获得批准后，颁发给企业"药品生产许可证"或"药品经营许可证"。获得许可证后才能生产或经营药品，无相应许可证不可生产或经营药品。

（2）药品注册管理适用于对我国境内从事药物研制和临床研究，申请药物临床研究、药品生产或进口，以及进行相关的药品注册检验、监督管理。新药研制必须按照国家食品药品监督管理总局的规定，报送研制方法、质量指标、药理及毒理试验结果等有关资料和样品。

（3）药品生产或经营企业必须按照国家药品监督管理部门制定的《药品生产质量管理规范》或《药品经营质量管理规范》组织生产、开展经营。药品监督管理部门按照规定对药品生产企业和药品经营企业是否符合《药品生产质量管理规范》和《药品经营质量管理规范》的要求进行认证。

（4）国家药品标准，是指国家食品药品监督管理总局颁布的《中华人民共和国药典》、药品注册标准和其他药品标准，其内容包括质量标准、检验方法以及生产工艺等技术要求。主要包括《药典标准》《国家中成药汇编》《国家注册标准进口药品标准》《卫生部药品标准》等。国家食品药品监督管理总局下属的药典委员会负责国家药品标准的制定和修订。

（5）处方药和非处方药分类管理是国家食品药品监督管理总局颁布的药品管理办法。根据药品种类、规格、适应证、剂量及给药途径的不同，对药品实行处方药和非处方药分类管理。如果患者购买处方药，就必须凭执业医师或职业助理医师开具的药品处方才能购买。非处方药不需要凭医师处方，则可以直接在持有经营许可证的药品零售店自行判断、购买和使用。国家食品药品监督管理总局通过《处方药与非处方药分类管理办法》对处方药和非处方药的监督管理，引导科学合理用药，规避用药风险和药品不良反应。

（6）药品定价实行政府定价或政府指导价。根据相关法规，列入《国家基本医疗保险药品目录》的甲类药品以及垄断性药品实行政府定价；其他药品实行政府指导定价，由政府部门确定其最高市场零售价，采用成本导向定价、需求导向定价、竞争导向定价等办法确定最终药品价格。

同时，医药产业及市场的复杂性使医药产业安全变得越来越复杂。

医药产业的复杂性体现在市场的复杂性上。医药产业从产业链的角度来看主要分为四个环节，分别为医药产品的研发、医药产品的生产、医药产品的流通和交换、医药服务和医药产品的消费。这四个环节相互影响、互相制约：医药产品的研发为医药产品生产提供了技术基础；医药产品生产则既是医药产品流通和交换的物质基础也是消费者需求的物质保障；医药产品流通与交换是医药产品生产制造和消费的中间环节；医药服务可以实现医药产品价值的增值。

医药产业的复杂性表现之一：药品生产、医院服务与药品消费者之间的相互影响。医院和药厂分属不同行业，但是医药产品的研发、生产、流通和消费都与医院密不可分。医院是药品主要消费场所，如果离开药物，医院无法实现对病人的医疗服务。医院保证病人可以安全、有效地进行医药消费，达到治病防病的目的。因此，医院与药品密不可分。

医药产业的复杂性表现之二：医院及医生是药品流通的重要中间环节。患者绝大部分情况下需要通过医生的处方选择所需要的药物，在医药产品出厂后和到达病人手中这个过程中，医院及医生起着十分重要的作用，部分患者也会因为医院或医生给自己开的药品费用高而产生不满情绪。然而，医院及医生在医药产品流通过程中无法调节供求矛盾也无法调节产品价格，因此这样的情况让医药市场异常复杂。

医药产业复杂性表现之三：医药产品消费品具有一般消费品的属性，因此药品的研发、生产、流通与消费也遵守一般消费品的基本市场规律。但医药产品与人的健康和生命息息相关，具有特殊性，国家和政府对医药市场有十分严格的管理措施。由于严格的管理措施和规章制度，医药产品的研发、生产、流通和消费又具有某些特殊的市场规律。这也使医药产品的安全变得复杂起来。

2. 医药产业安全的高投入性、长周期性、高风险性及高回报性

新药研发过程耗资巨大、耗时长、难度大。2002 年整个产业研发费用为 440 亿美元，2005 年约为 513 亿美元，2008 年仅美国研发费用就达 652 亿美元。根据 2010 年统计，全球最大的医药企业辉瑞公司一年研发费用投入 80 亿美元，是同期中国研发费用投入的 28 倍。美国医药产业平均每隔 5 年，研发费用就增加 1 倍。2012 年统计数据显示，全球研发投入最多的 20 家企业，近一半为制药企业。

每年医药产业发现上千种化合物，仅仅少数进入临床研究最终市场化，这个过程少则三五年，多则十几年。据预测，新药从最初的实验室研究到最终摆放到药柜销售，平均需要 12 年时间，如果说 5000 种化合物进行临床前试验，只有 5 种能进入后续的临床研究，而最后可能只有 1 种化合物可以得到最终的上市批准。新药从研发到入市，要经历合成、提取、生物筛选、药理、毒理、稳定性、生物利用度和放大等试验研究，到进入临床 II、III 期试验、注册上市和售后监督等一系列过程。在临床研究申请（IND）中，能够申请成功的比例估计大约为 I 期临床研究 13%、II 期临床研究 40%、III 期临床研究 80%。然而，上市后仍有撤市的可能。如 2000 年，芬氟拉明（一种减肥药）因心血管副作用赔偿数十亿美元，中国 2009 年禁用；2001 年，西立伐他汀（降脂药）与吉非贝齐合用引起横纹肌溶解，美国 31 人、西班牙 3 人因此而死亡，拜耳公司主动召回其产品；2010 年，美国食品药品监督管理局（FDA）发布通告，提醒消费者谨慎使用含布洛芬成分的泰诺林、美林等药物；2010 年，强生公司宣布召回一系列正在被广泛使用的药品，包括某些婴儿和儿童使用的泰诺口服液、美林止痛药、布洛芬口服液、仙特明等药品；2011 年，强生第八次召回涉及儿童药品泰诺、8 小时泰诺、泰诺关节炎止痛片、抗过敏药可他敏、速达菲、派德等产品，涉及地包括美国、巴西及加勒比海地区。

医药产业的高投入性、高风险性及长周期性决定了它的高回报性。为了维护研究开发企业的利益，药品实行专利保护，在专利期内，该药享有市场独占性，专利药品的利润率大大高于非专利药品。以我国生物医药市场为例，自 2003 年以来，中国生物医药市场年增长率在 25% 以上，全球平均增长率也有 10%。初步统计，中国生物医药产业 2012 年产值规模已达到 12000 亿元，同比增长 15% 以上，远高于其他制造业。美国辉瑞公司开发的立普妥（阿伐他汀）降脂药物，单此药年销售额已超百亿美元，从 1996 年问世至 2012 年，该药总销售额已突破千亿美元大关。2002 年统计数据显示，世界 500 强企业中 10 家制药企业的利润总和（359 亿美元）大于其他 490 家企业的利润总和（337 亿美元）。

3. 医药产业安全的高技术性

医药产业属于高新知识技术产业，技术创新是医药产业生存和发展的生命力，因此需要各种学科的高新技术人才和先进的技术手段支持。创新的动力主要来源于两方面。首先，人类健康不断面临着各种新疾病的威胁，医药业必须拓展自身开发的领域；其次，细菌和病毒的变异使传统药物的疗效降低，这就促使人类加快药品的升级换代。随着生物技术的进步，化学制药的黄金期已经一去不复返，新型的传统化学药品种类和数量持续下降，以生物技术为核心动力的制药业已经成为颇受青睐的领域。从全球看，生物制药业的发展趋势如下：①新型生物制药成果的研发数量增长迅速；②生物制药业规模大、集中度高，主要集中于欧美发达国家，并且生物技术产业的发展主要集中于生物制药产业；③新药的研发主要靠生物制药技术，并逐渐成为主流新药研发渠道；④生物制药企业通过资源重组、优势互补，逐步增强自身研发能力，降低研发成本；⑤生物制药产业逐渐被各国政府所重视，并颁发了一系列有利于其发展的政策措施；⑥生物制药产品靶向性高，更新快，市场前景好。①

生物医药产业对技术和人才的要求非常高。生物医药主要是基因药物、蛋白药物、单克隆抗体药物、治疗性疫苗及小分子化合物等，这些药物的研发和技术的创新，无一不是当今科技的高、精、尖领域。生物药品的研发必须有高技术人才和大量资金投入，还有药品生产需要的高级、精密设备和会操作这些设备的高技术人才支持。生物医药产业在市场中保持竞争优势，还需要不断开发新技术、新手段，需要更多更高级的专门技术人才，需要更大的投入。

4. 医药产业安全的相对垄断性②

由于医药制造的高投入、长周期、高风险、高技术等特征，且掌握核心技术的欧美发达国家对技术普遍实行专利保护，使得临床上使用较大的药物及疗效确切的新型药品为少数大企业垄断。从全球药品市场来看，美、欧、日三大药品市场的份额占全球市场份额超过了80%。从全球生物技术产业看，2002年，全球生物技术公司总数已达4362家，销售总额约为413亿美元，

---

① 《2008～2010年中国生物制药行业调研及投资咨询报告》，http://www. docin. com/p-14753851. html。

② 王亚伟：《世界生物医药产业发展特点及其趋势》，http://blog. sina. com. cn/s/blog_ 485c4c660100onh7. html，2011-01-26。

其中欧美等发达国家生物技术公司数量占全球总数的76%，销售额占全球销售额的93%。相比之下，亚洲地区销售额仅占3%。生物技术研发实力最强的是美国，其研发实力和销售额遥遥领先于全球其他国家，产品数量和市场销售额占全球的份额超过70%。2008年，世界前10位大型制药企业的销售已占世界药品销售额一半。

全球专利药品的市场主要由国外大型跨国公司主导。大型跨国公司依托其强大的资金和技术实力，在全球医药市场中的主导地位不断增强，产品所占的比重越来越大。20世纪90年代，全球20强制药企业销售额占全球医药市场的一半，21世纪初，上升了16%。可以看出，医药产业的全球集中度不断增加，越来越被少数大型跨国公司所垄断。单品种药品销售从全球范围看市场集中度越来越高。以2002年为例，全球销售额最高的10大药品销售总额接近400亿美元，占当年全球药品销售总额的比重很大。全球最畅销的10种药物的总销售额近400亿美元，占2002年全球药品销售额比重近10%。并且短期内这种高度集中的趋势不会改变，甚至会进一步增强。

世界制药企业的并购与重组增加了大型跨国公司对医药市场的垄断。2000年葛兰素威康收购史克；2002年排名第三的辉瑞收购排名第八的法玛西亚，成为世界第一大制药企业；通过兼并重组，世界性制药企业节省了费用，增强了技术实力，提高了劳动生产率，扩大了市场份额，促进了产品和要素的跨国流动，使得资源得到了合理配置。相对于中小企业而言，大企业的生存与竞争能力更强了，医药行业的市场更加趋向垄断。

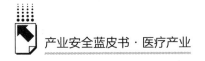

二 我国医药产业发展现状

世界经济的发展、人口总量增长和社会老龄化程度提高，导致对相关药品需求呈上升趋势，近年来全球医药市场持续快速增长。由于医药产业与人们的生命健康息息相关，关系着国计民生和国家安全，是国民经济的重要组成部分，因此医药产业在各国的产业体系和经济增长中都起着举足轻重的作用。各国都十分重视并大力发展医药产业，医药产业竞争十分激烈。

近年来，我国人民群众对医疗卫生事业的需求日益增加，如何促进医药产业的健康发展，缓解人民群众"看病贵"的问题，是促进社会和谐发展的重要内容。

中国的医药产业起步于20世纪，经历了从无到有、从使用传统工艺到大规模运用现代技术的发展历程。中国目前已成为世界制药大国，其中，西药制剂产能和原料药产量均居全球第一。同时，作为拥有13亿人口的大国，在当前医疗体制改革全面推进的背景下，中国也成为国际制药企业竞相争夺的主要市场，国内外制药企业的博弈日趋复杂化。中国医药制造业正面临产业结构升级、确保国内市场份额相对稳定和国际市场开拓的多重任务。由于管理上的一些失误，导致我国医药制造企业重复生产、过度竞争、新药研发能力差的局面仍没得到大的改观。面对这一形势，分析医药产业安全状况具有重要的理论与现实意义。

目前，我国医药产业的结构处于加速调整期，相关的监管部门根据产业的发展和形势需要制定了相应的政策规范。此外，随着全球市场对产品的需求越来越大，国家也在不断提升和调整我国医药产业的结构。

（一）医药产业发展速度快，规模不断壮大

据国际权威医药咨询机构 IMS 预计，对比 2010 年 4% ~ 5% 的增长，2011 年全球药品市场增长 5% ~ 7%，达到 8800 亿美元；2010 ~ 2014 年，新兴医药市场预计将以 14% ~ 17% 的速度增长。中国是全球最大的新兴医药市场，预计 2020 年将成为仅次于美国的全球第二大市场，市场份额将从 3% 上升到 7.5%。

截至 2011 年，我国制药企业共有 6154 家，总资产达 13762 亿元，同比增长 23%；当年实现总产值 15707 亿元，同比增长 28.5%。其中，化学原料药品 3082 亿元，同比增长 25.0%；化学制剂药品 4231 亿元，同比增长 24.1%；中药饮片剂 881 亿元，同比增长 51.2%；中成药 3500 亿元，同比增长 33.7%；生物药品 1592 亿元，同比增长 23.5%。医药产业工业增加值增长 17.9%，高出工业增速 4 个百分点。在进出口方面，2010 年上半年，我国医药保健品进出口总额 283.03 亿美元，同比增长 28.8%。其中，出口额 188.87 亿美元，同比增长 31.16%；进口额 94.16 亿美元，同比增长 24.31%。2010 年 8 月，我国医药保健品进口额 50.58 亿美元，同比增长 26.40%。其中，出口 33.24 亿美元，同比增长 24.87%；进口 17.34 亿美元，同比增长 29.46%。

无论国内还是国外，医药市场的潜力和需求都是巨大的，但是我国医药产业本身存在的明显问题很大程度上限制了产业的发展。这些问题包括自主创新能力不强、研发技术落后、资金投入

不足、生产集中度低、产品附加值低及同质化问题严重等。除此之外，医药产业面临着复杂而严重的外部环境，诸如国家的宏观经济调控导致的银行贷款利率上调、人民币汇率上升、出口退税等，以及能源、原料和人工成本的不断上升，以上因素对我国医药产业的发展起到了相当大的消极作用。就国内医药产业形势来说，我国药品的高端市场几乎全被外资和合资企业所控制，它们占据了我国市场份额的绝大部分，相比之下，我国制药企业在外资企业的竞争压力之下，市场控制力越来越弱。总之，我国传统的劳动密集型产业模式、高消耗高成本低附加值产品模式不足以抵御国外企业的竞争，特别是跨国制药公司在高端原创药品对我国市场的大举入侵。①

（二）技术升级，产品更新换代

技术与设备对医药产业的发展至关重要，是重要的硬件要求。技术和设备的更新和升级占研发费用的大部分，从世界平均水平来看，研究经费大约占整个销售额的13%。对于不同的医药企业，其研发费用投入占年销售总额的10%～20%，国际上开发一种新药的费用为3亿～5亿美元，而中国医药企业研发的费用投入一般不超过销售额的1%。这种状况导致我国的药品生产技术落后，设备陈旧，且低水平重复建设。特别是随着现代生物技术的发展，生物医药产业规模不断扩大，最明显的特征就是高技术、高投入、长周期、高风险、高回报，对技术的要求、人

---

① 陈晨：《我国医药产业探讨发展策略分析预测》，http：//blog. china. alibaba. com/article/i29438867. html，2012 - 08 - 24。

才的要求、设备的要求都是非常高的，并且，要想在国际医药市场上立于不败之地，还必须更新换代产品。

我国新药创新基础薄弱，医药技术创新和科技成果迅速产业化的机制还未形成，这与我国重视医药产业不够、医药科技投入资金不足不无关系。没有新药创新就缺少具有我国自主知识产权的新产品，没有新产品就没有国际竞争力，就不能达到对医药产业足够的控制力。我国医药产业老产品多，新品种少；低档次和低附加值产品多，高技术含量与高附加值产品少；重复生产品种多，独家生产品牌少。应用高新技术改造传统产业的步伐较慢，多数老产品技术经济获益不高，工艺落后，成本高，缺乏国际竞争力。

我国医药产业"十二五"规划的核心是"产业转型，技术升级"，原来反复强调的速度和数量不再是追求的目标。产品标准要升级，更加注重安全和疗效，同时质量保障体系也要完善。这将对我国制药业的生产水平提出更高的要求。但是，我国药企还面临着巨大的压力，技术壁垒和高技术研发人才的流失仍十分严重。总之，我国的医药产业在技术和产品的更新上任重而道远。我国医药产业在世界上是一个产量大国，但还不是一个强国，特别是与北美、西方发达国家比较，高附加值产品少，拥有自主知识产权的创新药少，药品新剂型少。

（三）医药产业结构初步调整

2010年，工信部等部门联合制定的《关于加快医药行业结构调整的指导意见》（以下简称《意见》）正式出台，但是实施过程中面临着诸多难题。

第一，推进容易有序难。医药产业发展的重大举措和正确方向是调整医药产业结构，向着集团化、规模化、集约化方向调整和发展。从全局看，医药产业结构的调整是不可阻挡、势在必行的。我国目前的状态是，在前期市场化导向作用下，我国的医药产业发展无序、规模小、散、乱等。尽管存在这样那样的问题，在市场竞争中存活的企业还是有其生存和发展空间的。企业数量多，分布不集中，如果整合重组，势必造成优化成本高、融合区域大等问题。即使中央在政策上对处于沿海地区的优势医药企业在重组兼并上给予足够的支持，在跨地区、跨省份重组兼并过程中也存在管理链条过长、所需资金过多、股份配置难以达成共识和技术提升困难等问题。

第二，扶持容易把握难。《意见》从发展方向、资金投入、创新研发、技术支持、市场份额五个方面，对促进医药产业结构调整和扶持优势企业发展提出了明确目标和要求。目前中央政府着重强调可持续发展，因此落实扶持措施不会有大的阻力和困难。但是，在多大程度上扶持就难以把握和掌控。民营企业与国有和国有控股制药企业不同，如果扶持民营企业，企业发展不仅存在资金投入风险，而且企业发展壮大后新技术专利之争将会出现，这些问题造成的纷争和由此引发的损失将难以解决。

第三，从严容易淘汰难。落后的制药企业应该淘汰或被兼并或重组，以提高药品生产集中度。然而淘汰不达标的小型药品企业，势必造成一系列社会问题，诸如资源浪费、债权纠纷、失业人口增加等，这势必给社会和各级政府造成巨大的压力，处理不当还可能会加剧社会矛盾引起社会的不稳定。而且，众多小型的制药企业可能是当地的支柱产业，它们的淘汰势必给当地政府和人民造成损失，因此必然会遭到当地群众和政府的阻挠。2011

年，商务部发布《全国药品流通行业发展规划纲要》（以下简称《纲要》），鼓励药品流通企业通过兼并和重组的方式提高产业集中度。《纲要》的发展目标是未来5年形成1~3家年销售额过千亿元的全国性大型医药商业集团，20家年销售额过百亿元的区域性药品流通企业；药品批发百强企业年销售额占药品批发总额的85%以上，药品零售连锁百强企业年销售额占药品零售企业销售总额60%以上，连锁药店占全部零售门店的比重提高到2/3。①

《意见》也鼓励优势企业跨地区、跨所有制地开展收购兼并和联合重组，促进产业资源集中；通过对重点企业扶持和增加市场准入标准，促进企业间优胜劣汰。

2013年，国家食品药品监督管理总局、国家发展和改革委员会、工业和信息化部、国家卫生和计划生育委员会四部委《关于加快实施新修订药品生产质量管理规范促进医药产业升级有关问题的通知》已正式印发。对企业兼并重组或企业集团内部优化资源配置而发生的药品技术转让注册等申请，进一步提高审评、审批速度，由省级药品监督管理部门进行技术审评、生产现场检查以及质量保证体系审核。符合要求的，报国家药品监督管理部门审批。

据有关部门统计，国内医药行业并购案频繁，近3年来共披露了540起，交易总额高达95亿美元。

国内制药企业的龙头如国药控股、上海医药、复星医药等已经通过资产重组和并购开始积极扩张。与此同时，其他制药企业也纷纷效仿进行重组和兼并，实施品牌经营战略提升企业知名度，达到资源优势互补、降低生产成本、扩大经营规模和增大市

---

① 何伟：《产业结构调整面临三大难题》，《医学经济报》2010年11月10日。

场份额的日的。

医药企业并购最活跃的是在 2011 年，典型的并购案例有以下几个：①山东绿叶制药集团并购四川宝光药业。这起并购案例确立了绿叶制药集团在糖尿病领域的市场地位，并且也促进了绿叶制药集团在消化科和骨科领域的快速发展。同时，绿叶集团可依托宝光药业在西南地区良好的市场影响力和品牌资源实现全国市场布局。②天津医药集团并购中央药业。由于中央药业生产的抗生素头孢地尼散片与天津医药集团生产的头孢地尼胶囊存在竞争关系，本次并购一方面可以解决同行业竞争问题，另一方面，中央药业在戒毒镇痛药物和其他头孢类抗生素的产品可以加强天津医药集团竞争力。③华东医药收购九阳生物，可以帮助华东医药解决产能紧张问题，并且促使其调整产品结构，因为这些问题是制约华东医药发展的瓶颈。但是，由于收购资金庞大，大股东股改的问题可能会是限制公司发展的潜在风险。

也有的并购案形成了产品互补，扩大了规模，提高了企业效率，如康芝药业 1.8 亿元收购延风制药，科伦药业 4 亿元收购崇州君健塑胶有限公司股权。在基本药物领域，国家积极推动基本药物生产企业的兼并和重组，目前已经形成了哈药集团、上海医药、双鹤药业、华北制药等大型国有品牌普药企业。尽管我国药企在普药、化学药品、中药制剂、生物制药等领域初步形成了某些大型药企，但是相对欧美跨国药企，技术仍比较落后，管理不完善，研发创新不足，产品竞争力弱。①

---

① 洛夫：《2011 中国制药企业并购案例》，http://www.biodscover.com/news/industry/98389.html，2011-11-28。

我国利用原料药优势，发展了新的附加值高的仿制药，推动制剂企业通过发达国家的 GMP 认证，扩大制剂出口。2012 年，我国医药产品进出口总值 809.5 亿美元，增幅 10.5%，创历史新高。其中，出口 476.0 亿美元，同比增长 6.9%；进口 333.5 亿美元，同比增长 15.9%。对外贸易顺差 142.5 亿美元，同比减少 9.5%。[①] 目前，制剂在我国药品出口中所占比重达到 20% 以上。然而，我国医药出口的主体仍是原材料和低附加值产品，这样的格局在短期内仍不会改变。

参考文献

［1］周行、冯国忠：《新时期我国医药产业安全对策分析》，《现代商贸工业》2013 年第 2 期。

［2］《2008～2010 年中国生物制药行业调研及投资咨询报告》，http：//www. docin. com/p－14753851. html。

［3］王亚伟：《世界生物医药产业发展特点及其趋势》，http://blog. sina. com. cn/s/blog_ 485c4cb60100onh7. html，2011－01－26。

［4］陈晨：《我国医药产业探讨发展策略分析预测》，http：//blog. china. alibaba. com/article/i29438867. html，2012－08－24。

［5］何伟：《产业结构调整面临三大难题》，《医药经济报》2010 年 11 月 10 日。

［6］洛夫：《2011 中国制药企业并购案例》，http：//www. biodiscover. com/news/industry/98389. html，2011－11－28。

［7］刘旭：《医药产业探求结构性变化》，《国际商报》2013 年 2 月 19 日。

---

① 刘旭：《医学产业探求结构性变化》，《国际商报》2013 年 2 月 19 日。

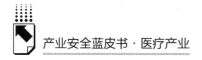

Taking Development of Pharmaceutical Industry Seriously, Safeguarding Its Security

Qin Shangbin

Abstract: The pharmaceutical industry is the mainstay industry concerning national economy and people's livelihood, and its safety is an important part of the national industry safety. The paper defines the pharmaceutical industry safety, combining with the status, features, and growing tendency of our national pharmaceutical industry. And analyses the safety problems and potential hazards in the China's medical industry, with the aim of contributing the new ideas for the safety of China's pharmaceutical industry.

Keywords: Pharmaceutical Industry; Pharmaceutical Industry Safety; Medicine Manufacturing

B.3
医药产业安全及其发展的影响因素

秦尚彬*

摘　要：

我国医药产业发展迅速，但是本身存在巨大安全隐患。本文将分别从创新因素、劳动力因素、环境因素、外资因素、竞争因素及政策因素等方面分别阐述我国医药产业的现状和安全隐患。并结合实际案例指出我国医药产业安全的不足。尽管我国在政策上快速地完善与医药产业相关的法规和法制，但是由于我国医药产业自身创新能力低下、资金不足、缺乏高新技术及高级管理人才，并且还面临着巨大的环保压力，这些成为制约我国医药产业发展的重要因素。

关键词：

创新　研发　仿制　政策

一　创新因素

医药行业属于典型的创新导向型行业，新药研发是医药企业核心竞争力的体现，由于我国医药行业整体缺乏新药的创新能

* 秦尚彬，北京大学肿瘤学博士，现就职于北京大学第一医院。

力，只能转向营销导向型。各企业之间竞争集中在同类产品的成本、营销力度、质量等方面，而不是专利技术层面。

企业规模小，研发能力差，以仿制为主。我国医药产业结构极为不合理。在整个医药产业中，超过八成的是中小企业。中小企业规模小、技术设备落后、资源配置不合理、管理方式陈旧，造成产品规格少、附加值低、同质产品重复，不仅资源浪费严重，还容易引起恶性竞争。加上企业经营管理水平低，缺少先进的切实有效的管理方式和手段，简单粗放式的管理和发展模式占主导地位。尽管投入巨大，但是生产效率低下，产品效益小，在开放竞争中处于被动挨打地位，无法形成对整个行业的控制力和导向作用。

（一）医药企业多、小、散、乱，缺乏大型龙头企业

我国医药行业的首要问题是制药企业数量众多，研发能力弱，规模小且分散，无法形成规模效益，整体抗风险能力差，参与国际竞争合作能力弱等。2003 年，我国有 4063 家制药企业，大中型企业只有 712 家，中小型企业超过 82%。无论大中型企业还是中小型企业，大多缺乏高度的专业化水平，市场意识不强，没有形成自己的品牌和特色产品。与先进发达国家相比，我国中小企业的特点是规模小、技术差、工艺落后、设备陈旧、管理水平不高、布局分散等。21 世纪初，我国医药产业销售额最大的 60 家企业的生产集中度是 35.7%，而世界前 20 家制药企业的生产集中度为 60% 左右。哈药集团是我国最大的制药企业，年销售额不超过 10 亿美元，相比之下，全球最大的制药企业辉瑞公司 2003 年销售总额达 430 亿美元，超过了我国医药产业一

年的销售总额。以 2003 年为例，我国销售额前十大制药企业销售总额占全行业 15% 多一点，而全球前十大制药企业销售额占全球市场的 55%。我国制药企业规模小、布局分散，而全球制药企业正在酝酿着更大规模的并购和重组。

（二）产品更新换代慢，主要以仿制药为主

缺乏自主创新，产 – 研脱节，以仿制产品、低端产品为主。在激烈的市场竞争环境中，缺乏自主研发能力就不能拥有自己的核心技术和特色产品，就难以生存和发展壮大。我国医药产业发展面临的深层次问题主要是自主研发能力弱。科技成果转化率低也是限制产业发展的重要因素。尽管我国的医药原料生产已经步入大国行列，但是我们缺乏自主研发能力，对研发关注和投入不够，制剂水平单一、低下，产品种类单一，模仿严重，质量不高，这在国际市场上难以形成足够的竞争力参与国际竞争与合作。在原料制剂种类方面，国外一种原料能做十几种甚至几十种，而我国只能做三种。我国主要采用的是普通剂型，而在缓释、控释等新剂型的应用上十分薄弱，并且我国制剂技术十分落后，制剂产品质量稳定性不高。

2011 年统计，国家一类新药 20 种左右，我国真正意义上有完全自主知识产权的创新药不超过 5 种。我国多以仿制药品、低附加值药品为主，且存在低水平重复生产药品。以生物制药为例，仅 α 干扰素就有深圳科兴、沈阳三生、安徽安科、天津华利达等十多家生产企业；中药牛黄解毒片全国竟有 150 家企业生产；促红细胞生成素有十多家企业生产，此外还有不少企业准备投入生产，而美国仅有两家企业生产。

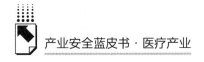

（三）企业研发投入不足，融资市场不成熟

企业研发经费和研发人力资源的投入都非常低，主要依赖直接购买大专院校和科研院所的研发成果，以致逐渐削弱甚至丧失了自主研发的能力。医药产业需要巨大的资本投入，以保证其较快的发展速度。从全球范围来看，平均研发费用占企业销售总额的 13% 左右。根据制药企业的性质不同，研发费用的投入是不同的，一般情况下研发费用占销售总额的 10% ~20%。从全球范围看，研发一种新药，投入在 3 亿~5 亿美元。相比之下，我国制药企业都不愿意把资金投入研发，一般不超过销售额的 1%。投入不足必然不能提高自我的研发创新能力，只能仿制，我国西药原创药不超过 1%，其他都是以仿制为主。我国医药产业低水平的重复建设和简单粗放式的经营模式注定在未来的产品和市场竞争中处于落后被动挨打的地位和劣势。我国目前的生物制药多以仿制药为主，平均新药开发的费用仅占销售额的 2%，相比之下，外资药企的研发投入比例往往占销售额的 20% 左右。2000 年以来，全球医药研发投入始终保持着 11% 的快速增长。2009 年全球十大制药公司共投入 593 亿美元，占全球制药业的 48%，第十名礼来公司研发费用 43 亿美元。罗氏 2009 年研发投入近 86 亿美元，跃居全球第一位。近年来虽然国家加大了对药品研发方面的投入，例如"十二五"期间，中央财政动员的"重大新药创制专项"资金约为 400 亿元，但由于我国药企众多，与世界大型医药企业相比，这样的投入水平仍远远不够。我国药企研发水平严重落后于西方国家。

此外，制约我国医药产业发展的一大瓶颈就是企业融资渠道过于单一，只有银行贷款。银行贷款金额少，有限的资金难以满足企业生存和发展的需求，这对我国医药产业的发展产生了严重的阻碍。主要是因为我国资本市场不成熟，风险投资机制不完善。我国风险投资对医药产业的投资额占全部风险投资额的比重在 2004～2008 年基本上处于 10% 以下，而国外医药产业风险投资占全部风险投资额的 30% 左右。根据对北京地区医药企业和风险投资人的走访，企业普遍反映，风险投资在我国很少投资医药新产品研发的早期阶段。风险投资人更希望寻找那些接近完成的医药新产品研发项目。很多风险投资人希望在 4～6 年内收回投资。假设风险投资通过被投资企业创业板上市退出的话，倒推时间，被投资企业接受上市辅导并具备上市资格大约需要 3 年时间，获得新药批准和生产批准需要 2 年时间，为了在 6 年内收回投资，风险投资只能考虑那些 1～2 年就能完成临床研究的新药产品。基于此，我国的医药产业创新获得来自风险投资的帮助较少。因此，在现阶段，我国医药产业创新还只能主要依靠国家拨款和企业自筹经费。在这种环境下，医药产业创新步履维艰。虽然我国在医药领域的前沿专利和论文发表数量上已经排在世界各国的前列，但如果考虑新药数量及质量、临床研究的新药数量及专利水平，我国的医药产业创新综合能力还远远落后于美、欧、日等发达国家和地区。

目前，医药产业的资金来源主要是地方政府资金、银行借贷和股票，还有一部分是自筹款。然而，政府资金主要用于基础研究和重点项目建设；银行由于注重资金安全，借贷给高风险的医药产业存在困难；而股票市场门槛较高，这些因素进一步限制了医药产业的发展。

创制新药的开发研究和产业化，难度越来越大，投资越来越高，在研究开发中淘汰多、周期长，除了政府投资外，还需要各方面的力量和支持，建立具有中国特色的风险投资。利用风险投资来促进新药创新与开发，是目前重要的途径之一。

（四）新药创新体制不完善，进出口结构不合理

产业集中度不高就难以形成以企业为中心的新药创新体制。目前，我国研发投入不足，创新意识不强，基础薄弱，新药创新体制不完善，没有具有自主知识产权的新药产品。我国的产品主要特点是老产品多，新品种少；低档次和低附加值产品多，高技术含量与高附加值产量少；重复产品多，独家产品少。制药企业技术水平低，工艺落后，投入成本高，技术改造乏力，因此缺乏国际竞争力和产业控制力。

我国医药产品的国际竞争力呈下降趋势。2012 年，受全球经济复苏乏力的影响，我国医药外贸对整个医药产业的贡献率明显下降，医药工业的增长不再主要依靠医药外贸。中药产业的国际竞争力仍保持较为强劲的势头，西药产业的国际竞争力仍没有取得突破发展。据统计，2012 年，我国医药产品进出口总值809.5 亿美元，增幅 10.5%，再创历史新高。其中，出口 476 亿美元，同比增长 6.9%；进口 333.5 亿美元，同比增长 15.9%。对外贸易顺差 142.5 亿美元，同比减少 9.5%。从以上数据来看，尽管国际经济风云变幻、复苏乏力，但是我国的医药贸易仍保持了比较优势。在复杂多变的国内外环境中，必定会酝酿出一些深层次的改革和变动，并将对未来医药贸易的发展产生影响。2012 年，我国出口主体结构没有发生改变，西药类出口额为

275.2 亿美元。但是，我国原料药物的价格出现了下滑，如维生素 E、糖精钠、柠檬酸等，这一态势可能对医药产业的发展产生影响。我国医药产业传统的进出口主要市场在美国、日韩和欧盟。2012 年，我国对美国、日韩和欧盟进、出口额比重分别为 78.2% 和 53.1%。为平衡医药产业对外贸易进出口，我国的医药对外贸易政策倾向加大进口。近年来，三大类商品中，进口涨幅最大的中药类，延续了每年 20% ~ 30% 的涨幅。一直以来，我国出口强势的产品都是大宗原料药。然而，2012 年大宗原料药普遍表现不尽如人意。2012 年的统计数据显示，前 25 位出口额最大的西药原料总额仅为 41.2 亿美元，与上一年相比，下降 18.9%。我国医药出口大省江苏、广东、山东出口增长也在全国平均水平之下，分别为 4.7%、2.5% 和 - 0.2%。我国其他地区，如中西部，对出口贡献小，无法改变我国医药外贸的整体下滑趋势。总的来说，我国出口出去的大部分是低附加值和原料药物，而进口的大都是高附加值医药产品。[①]

二 劳动力因素

医药产业是高技术产业，是新兴产业，是快速发展的产业，医药产业发展最为关键的因素就是人才因素。研发人员对一个企业的发展至关重要，而我国药企研发人员严重不足。研发人员的分布情况也可以反映出企业研发能力的集中水平，而针对我国大型企业研发人员的调查数据显示，我国 60 家大型药企的研发人

---

① 刘旭：《医药产业探求结构性变化》，《国际商报》2013 年 2 月 19 日。

员仅占大中型医药企业研发人员总数的 33.8%，而美国 39 家大型药品企业的研发人员就占美国全产业研发人员总量的 72.8%，即研发人员在大型企业中集中度很高。研发人员的分散就进一步减弱了企业的研发水平和市场竞争水平。此外，我国药企研发人员数量明显不足，针对国内 110 家大型制药企业的调研发现，研发人员多于 100 人的企业只有 13 家，50～100 人规模的有 10 家，没有专利专职人员的有 49 家。110 家国内企业中有 43 家涉及结构创新的研究，39 家只从事非创新项目的研究，28 家没有进行任何研究。投资创新项目和非创新项目的比例为 1∶7～1∶10，平均每个项目的年研究经费少于 200 万元。

医药的研发需要高素质人才，研发新药的进口设备需要高技术人才。近年来，由于外资企业通过高待遇、高薪酬等方式吸引了大量我国本土企业的研发人才流入国际制药企业，进一步造成了本土企业研发人员匮乏的状况。目前，我国药品企业的研发能力普遍很低，大部分药物科研力量主要集中在高校及专业科研机构，而在美国的制药行业，每千名员工中就有 90 名科研人员。迫于现实需要，我国高校及研究所迫于学生毕业、晋升需要，一边写论文，一边搞仿制药、低附加值药的研发。[①]

劳动力要素影响着产业结构，其投入比例决定着产业内产品附加值的高低，是限制产业发展的一个重要因素。产业转型对劳动力要素提出更高的要求，要想进行产业的转移或者升级，没有与之相搭配的劳动力要素是不行的。劳动力素质和劳动力成本是

---

① 陈锴：《老字号新课题：建立"人型"管理模式》，《中国医药报》2009 年 11 月 26 日。

衡量某一产业劳动力要素的主要指标，显然劳动力素质和产业安全成正比，劳动力成本和产业安全成反比。由于高素质、高技术的人才趋向于薪酬待遇更高的大型外资企业，加之国内医药企业缺乏成熟的、灵活的用人制度，我国医药产业人才缺口巨大，特别是缺乏高素质、高技术人才，这直接导致新药研发能力低下、创新不足。

另外，研发水平低下的直接原因就是缺少优秀的研发人才和技术管理人才。制药企业的核心是技术革新和新产品研发。规范的、单一的重复性操作需要的仅仅是熟练的技术工人和认真的科研人员，而技术革新和新产品研发需要的却是具有创新精神的科研人员和具有管理才能的科研人员。然而，我国的科研院所或大学的教授和研究者，身处象牙之塔，只带领着自己的团队或学生追求 SCI 论文，为了研究而研究，为了论文而研究，完全忽略了实际的生产过程，对实际生产过程中的技术难题和经验完全不顾。因此，这些所谓的研究者对技术的革新和新产品的研发没有任何建树。并且，技术管理型人才在我国还没有引起广泛的重视。制药企业里还是以传统的"师傅带徒弟"方式进行传承和培养，早已不能适应新时代的需求和青年工作者的兴趣，这样培养出来的人难以兼备技术和管理，成才率极低。现代的技术开发已不是单打独斗，而是一组人、一个团队的共同奋斗。一个团队要形成效率，要作出突出的成绩必须有能够担任统筹管理的技术人才，既要懂技术又要懂管理。而我国企业几乎没有技术性管理人才，大多时候都是老板亲自上阵，安排项目，制订计划。工作中研发人员也完全不知老板的意图，不能判断项目和计划的切实可行性如何，仅仅是为了完成自己的分内工作，于是就会草草为了交差而编写各种材料和数据。显而易见，这种团队工作效率低下，严重阻碍企业的发展。推广到整个产业安全，这种方式就会威胁我国医疗产业的安全。随着跨国药企逐步进军我国医药产业，这个问题已经成为阻碍我国制药企业发展的瓶颈。如何将技术和管理水平集于一身，培养具有技术背景的优秀管理人才，既能了解技术，知道实际问题所在，又能统筹协调科技研发和新药开发，将是我国医药产业亟待思考和解决的重要难题。[①]

人们通常认为，我国具有低工资、低人工成本的优势，然而，实际并非如此。我国制药业的人工成本占制造成本的8% ~ 12%，而全球药品制造业平均只有5%。主要原因还是我国工作效率极低，与国际水平比较，医药产业劳动生产率低。低工资并没有使我们具有低人工成本的优势。

三　环境因素

（一）治污成本与经济效益并存[②]

中国传统工业发展受资源瓶颈及环境压力制约，可持续性受到挑战。制药企业一方面要加大环境保护，尽量减少污染物、污染水、污染气的排放，另一方面又要承担相应的社会治污费用；一方面依靠并不具有竞争力的技术和设备赚取较少的利润，另一

---

① 董笑非：《优秀医药研发技术管理人才何处寻》，《中国医药报》2013年3月27日。

② 《我国医药制造业现代化水平分析与测评》，http://www.china.com.cn/news/zhuanti/09gyh/2009 - 05/09/content_ 17749437. html，2009 - 05 - 09。

方面还要加大对治污的投入。

我国制药企业数量多、规模小、布局分散，与国外制药企业相比，经济效益低，污染严重。"前门制药治病，后门排污致病"是我国大部分药企的一个真实写照。早在 2005 年，制药业就被国家环保总局确定为重污染行业之一，自此，开始了对医药行业的环保整治。国家环保总局在 2007 年对外公布的 6066 家工业污染源重点监控企业中，医药企业占到 117 家。2010 年，环境保护部首次发布全国污染源普查公报，在工业污染源主要水污染物中，化学需氧量排放量居前的 7 个行业中，医药制造业赫然在列。总的来说，我国医药制造业是一个产出比小、大部分原料最终以废物的形式废弃且污染问题比较突出的产业。制药过程中产生的有机废水是主要污染源。

制药企业是环境污染的主要来源，以哈药集团制药总厂为例，药厂附近的居民经常需要戴着口罩出行，原因是空气里弥漫着熏人的臭味。经调查，臭味来自紧邻居民区的哈药总厂，住在周边的一些居民甚至常年不敢开窗通风。由于该药厂位于城区上风口，它释放的熏人臭味波及范围可达周边的高校、医院和居民区。经有关部门调查发现，越靠近药厂，气味越浓；越进入药厂中心，气味越熏人。厂内工人反映，臭味有跑冒的、滴漏的。然而，经记者调查发现，臭味的主要原因是药品生产加工过程中产生的废气不经过处理，无封闭直接排放。废水、废渣就直接排入附近的河流，河水经过药厂前还是清亮色，经过后就成了土黄色，并且散发出令人作呕的臭气。循着河流就可找到污水排放出口，土黄色的污水携带着刺鼻的臭气直接进入河流，并且岸边可看到哈药总厂的制剂厂，砖头搭建的焚烧炉的废渣直接就可排入河流。焚烧炉里焚烧的都是化工产品，车间垃圾含有大量的盐酸、硫酸成分，散发着难闻的气味。还发现，制剂厂焚烧炉不分地点随机进行焚烧，废渣大部分直接堆积在河沟，还有一部分直接排入河流。数年前，黑龙江多位政协委员就提供了药厂相邻区域空气质量检测的结果，发现硫化氢气体超标1150倍，氨气超标20倍，均严重超过国家恶臭气体排放标准。长期吸入可能导致呼吸道感染、过敏反应、头晕、头痛、恶心、呼吸道以及眼睛刺激等症状。对于青霉素等发酵类制药的药品，我国对污水排放极限都有明确的规定。哈药总厂就是以生产青霉素药物为主的企业，尽管药厂全天派人检测排污口，但是后来发现部分排污措施并未启动。排污口水样送到具有检测资质的相关部门进行检测，其检测参考值表明：哈药总厂排污口色度为892，高出国家规定极限值60近15倍。排污口氨氮为85.075，高出国家规定极限值35两倍多，排污口COD为1180，高出国家规定极限值120近10倍。这些破坏环境的简单的、短浅的、不可持续的发展方式势必遭到大自然的报复，最终受害的是人类自己。这不是一个个例，我国最大药企尚且如此，其他中小药企会是什么样子就不敢想象。因此，我们必须改变不顾环境发展的简单模式，必须找到一个人与自然共同发展的可持续模式。①

虽然我国医药制造业的总能耗在全国各行业的能耗总和中所占的比例不高，且一直都在下降，但其单位能耗的数值却是相当大的。2009年，作为能源消耗大户的机械制造业，其单位能耗

---

① 《哈药总厂周边硫化氢超标千倍　废渣直接倾倒河边》，http://finance.ifeng.com/news/corporate/20110606/4113187.shtml，2011 - 06 - 06。

"皮书"起源于十七、十八世纪的英国，主要指官方或社会组织正式发表的重要文件或报告，多以"白皮书"命名。在中国，"皮书"这一概念被社会广泛接受，并被成功运作、发展成为一种全新的出版形态，则源于中国社会科学院社会科学文献出版社。

皮书是对中国与世界发展状况和热点问题进行年度监测，以专家和学术的视角，针对某一领域或区域现状与发展态势展开分析和预测，具备权威性、前沿性、原创性、实证性、时效性等特点的连续性公开出版物，由一系列权威研究报告组成。皮书系列是社会科学文献出版社编辑出版的蓝皮书、绿皮书、黄皮书等的统称。

皮书系列的作者以中国社会科学院、著名高校、地方社会科学院的研究人员为主，多为国内一流研究机构的权威专家学者，他们的看法和观点代表了学界对中国与世界的现实和未来最高水平的解读与分析。

自20世纪90年代末推出以经济蓝皮书为开端的皮书系列以来，至今已出版皮书近1000余部，内容涵盖经济、社会、政法、文化传媒、行业、地方发展、国际形势等领域。皮书系列已成为社会科学文献出版社的著名图书品牌和中国社会科学院的知名学术品牌。

皮书系列在数字出版和国际出版方面成就斐然。皮书数据库被评为"2008~2009年度数字出版知名品牌"；经济蓝皮书、社会蓝皮书等十几种皮书每年还由国外知名学术出版机构出版英文版、俄文版、韩文版和日文版，面向全球发行。

2011年，皮书系列正式列入"十二五"国家重点出版规划项目，一年一度的皮书年会升格由中国社会科学院主办；2012年，部分重点皮书列入中国社会科学院承担的国家哲学社会科学创新工程项目。

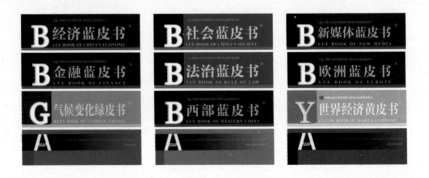

经 济 类

经济类皮书涵盖宏观经济、城市经济、大区域经济，
提供权威、前沿的分析与预测

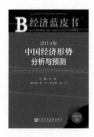

经济蓝皮书

2014 年中国经济形势分析与预测（赠阅读卡）

李 扬 / 主编　　2013 年 12 月出版　　估价 :69.00 元

◆ 本书课题为"总理基金项目"，由著名经济学家李扬领衔，
联合数十家科研机构、国家部委和高等院校的专家共同撰写，
对 2013 年中国宏观及微观经济形势，特别是全球金融危机及
其对中国经济的影响进行了深入分析，并且提出了 2014 年经
济走势的预测。

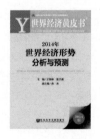

世界经济黄皮书

2014 年世界经济形势分析与预测（赠阅读卡）

王洛林　张宇燕 / 主编　　2014 年 1 月出版　　估价 :69.00 元

◆ 2013 年的世界经济仍旧行进在坎坷复苏的道路上。发达
经济体经济复苏继续巩固，美国和日本经济进入低速增长通
道，欧元区结束衰退并呈复苏迹象。本书展望 2014 年世界经济，
预计全球经济增长仍将维持在中低速的水平上。

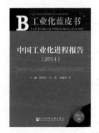

工业化蓝皮书

中国工业化进程报告（2014）（赠阅读卡）

黄群慧吕　铁　李晓华 等 / 著　　2014 年 11 月出版　　估价 :89.00 元

◆ 中国的工业化是事关中华民族复兴的伟大事业，分析跟踪
研究中国的工业化进程，无疑具有重大意义。科学评价与客
观认识我国的工业化水平，对于我国明确自身发展中的优势
和不足，对于经济结构的升级与转型，对于制定经济发展政策，
从而提升我国的现代化水平具有重要作用。

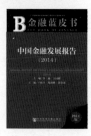

金融蓝皮书

中国金融发展报告（2014）（赠阅读卡）

李扬　王国刚／主编　2013年12月出版　　定价：69.00元

◆　由中国社会科学院金融研究所组织编写的《中国金融发展报告（2014）》，概括和分析了2013年中国金融发展和运行中的各方面情况，研讨和评论了2013年发生的主要金融事件。本书由业内专家和青年精英联合编著，有利于读者了解掌握2013年中国的金融状况，把握2014年中国金融的走势。

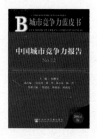

城市竞争力蓝皮书

中国城市竞争力报告No.12（赠阅读卡）

倪鹏飞／主编　　2014年5月出版　　估价：89.00元

◆　本书由中国社会科学院城市与竞争力研究中心主任倪鹏飞主持编写，汇集了众多研究城市经济问题的专家学者关于城市竞争力研究的最新成果。本报告构建了一套科学的城市竞争力评价指标体系，采用第一手数据材料，对国内重点城市年度竞争力格局变化进行客观分析和综合比较、排名，对研究城市经济及城市竞争力极具参考价值。

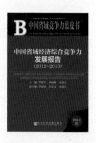

中国省域竞争力蓝皮书

中国省域经济综合竞争力发展报告（2012~2013）（赠阅读卡）

李建平　李闽榕　高燕京／主编　　2014年3月出版　估价：188.00元

◆　本书充分运用数理分析、空间分析、规范分析与实证分析相结合、定性分析与定量分析相结合的方法，建立起比较科学完善、符合中国国情的省域经济综合竞争力指标评价体系及数学模型，对2011~2012年中国内地31个省、市、区的经济综合竞争力进行全面、深入、科学的总体评价与比较分析。

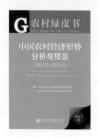

农村经济绿皮书

中国农村经济形势分析与预测(2013~2014)（赠阅读卡）

中国社会科学院农村发展研究所　国家统计局农村社会经济调查司／著

2014年4月出版　　估价：59.00元

◆　本书对2013年中国农业和农村经济运行情况进行了系统的分析和评价，对2014年中国农业和农村经济发展趋势进行了预测，并提出相应的政策建议，专题部分将围绕某个重大的理论和现实问题进行多维、深入、细致的分析和探讨。

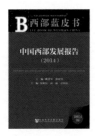

西部蓝皮书

中国西部经济发展报告（2014）（赠阅读卡）

姚慧琴　徐璋勇／主编　　2014 年 7 月出版　　估价 :69.00 元

◆　本书由西北大学中国西部经济发展研究中心主编，汇集了源自西部本土以及国内研究西部问题的权威专家的第一手资料，对国家实施西部大开发战略进行年度动态跟踪，并对 2014 年西部经济、社会发展态势进行预测和展望。

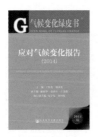

气候变化绿皮书

应对气候变化报告（2014）（赠阅读卡）

王伟光　郑国光／主编　　2014 年 11 月出版　　估价 :79.00 元

◆　本书由社科院城环所和国家气候中心共同组织编写，各篇报告的作者长期从事气候变化科学问题、社会经济影响，以及国际气候制度等领域的研究工作，密切跟踪国际谈判的进程，参与国家应对气候变化相关政策的咨询，有丰富的理论与实践经验。

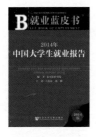

就业蓝皮书

2014 年中国大学生就业报告（赠阅读卡）

麦可思研究院／编著　王伯庆　郭　娇／主审
2014 年 6 月出版　估价 :98.00 元

◆　本书是迄今为止关于中国应届大学毕业生就业、大学毕业生中期职业发展及高等教育人口流动情况的视野最为宽广、资料最为翔实、分类最为精细的实证调查和定量研究；为我国教育主管部门的教育决策提供了极有价值的参考。

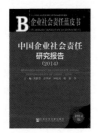

企业社会责任蓝皮书

中国企业社会责任研究报告（2014）（赠阅读卡）

黄群慧　彭华岗　钟宏武　张　蒽／编著
2014 年 11 月出版　估价 :69.00 元

◆　本书系中国社会科学院经济学部企业社会责任研究中心组织编写的《企业社会责任蓝皮书》2014 年分册。该书在对企业社会责任进行宏观总体研究的基础上，根据 2013 年企业社会责任及相关背景进行了创新研究，在全国企业中观层面对企业健全社会责任管理体系提供了弥足珍贵的丰富信息。

社会政法类

社会政法类皮书聚焦社会发展领域的热点、难点问题，
提供权威、原创的资讯与视点

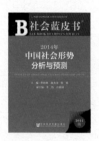

社会蓝皮书

2014年中国社会形势分析与预测（赠阅读卡）

李培林　陈光金　张　翼／主编　2013年12月出版　估价：69.00元

◆　本报告是中国社会科学院"社会形势分析与预测"课题组2014年度分析报告，由中国社会科学院社会学研究所组织研究机构专家、高校学者和政府研究人员撰写。对2013年中国社会发展的各个方面内容进行了权威解读，同时对2014年社会形势发展趋势进行了预测。

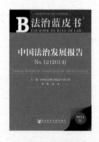

法治蓝皮书

中国法治发展报告No.12（2014）（赠阅读卡）

李　林　田　禾／主编　　2014年2月出版　　估价：98.00元

◆　本年度法治蓝皮书一如既往秉承关注中国法治发展进程中的焦点问题的特点，回顾总结了2013年度中国法治发展取得的成就和存在的不足，并对2014年中国法治发展形势进行了预测和展望。

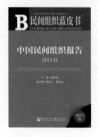

民间组织蓝皮书

中国民间组织报告（2014）（赠阅读卡）

黄晓勇／主编　　2014年8月出版　　估价：69.00元

◆　本报告是中国社会科学院"民间组织与公共治理研究"课题组推出的第五本民间组织蓝皮书。基于国家权威统计数据、实地调研和广泛搜集的资料，本报告对2012年以来我国民间组织的发展现状、热点专题、改革趋势等问题进行了深入研究，并提出了相应的政策建议。

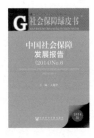

社会保障绿皮书

中国社会保障发展报告（2014）No.6（赠阅读卡）

王延中 / 主编　2014 年 9 月出版　估价 :69.00 元

◆　社会保障是调节收入分配的重要工具，随着社会保障制度的不断建立健全、社会保障覆盖面的不断扩大和社会保障资金的不断增加，社会保障在调节收入分配中的重要性不断提高。本书全面评述了 2013 年以来社会保障制度各个主要领域的发展情况。

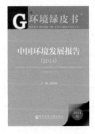

环境绿皮书

中国环境发展报告（2014）（赠阅读卡）

刘鉴强 / 主编　　2014 年 4 月出版　　估价 :69.00 元

◆　本书由民间环保组织"自然之友"组织编写，由特别关注、生态保护、宜居城市、可持续消费以及政策与治理等版块构成，以公共利益的视角记录、审视和思考中国环境状况，呈现 2013 年中国环境与可持续发展领域的全局态势，用深刻的思考、科学的数据分析 2013 年的环境热点事件。

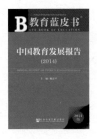

教育蓝皮书

中国教育发展报告（2014）（赠阅读卡）

杨东平 / 主编　2014 年 3 月出版　估价 :69.00 元

◆　本书站在教育前沿，突出教育中的问题，特别是对当前教育改革中出现的教育公平、高校教育结构调整、义务教育均衡发展等问题进行了深入分析，从教育的内在发展谈教育，又从外部条件来谈教育，具有重要的现实意义，对我国的教育体制的改革与发展具有一定的学术价值和参考意义。

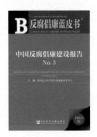

反腐倡廉蓝皮书

中国反腐倡廉建设报告 No.3（赠阅读卡）

中国社会科学院中国廉政研究中心 / 主编
2013 年 12 月出版　　估价 :79.00 元

◆　本书抓住了若干社会热点和焦点问题，全面反映了新时期新阶段中国反腐倡廉面对的严峻局面，以及中国共产党反腐倡廉建设的新实践新成果。根据实地调研、问卷调查和舆情分析，梳理了当下社会普遍关注的与反腐败密切相关的热点问题。

行 业 报 告 类

 行业报告类皮书立足重点行业、新兴行业领域，
提供及时、前瞻的数据与信息

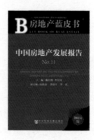

房地产蓝皮书

中国房地产发展报告 No.11（赠阅读卡）

魏后凯 李景国 / 主编 2014 年 4 月出版 估价 :79.00 元

◆ 本书由中国社会科学院城市发展与环境研究所组织编写，秉承客观公正、科学中立的原则，深度解析 2013 年中国房地产发展的形势和存在的主要矛盾，并预测 2014 年及未来 10 年或更长时间的房地产发展大势。观点精辟，数据翔实，对关注房地产市场的各阶层人士极具参考价值。

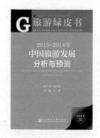

旅游绿皮书

2013~2014 年中国旅游发展分析与预测（赠阅读卡）

宋 瑞 / 主编 2013 年 12 月出版 定价 :69.00 元

◆ 如何从全球的视野理性审视中国旅游，如何在世界旅游版图上客观定位中国，如何积极有效地推进中国旅游的世界化，如何制定中国实现世界旅游强国梦想的线路图？本年度开始，《旅游绿皮书》将围绕"世界与中国"这一主题进行系列研究，以期为推进中国旅游的长远发展提供科学参考和智力支持。

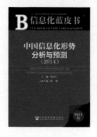

信息化蓝皮书

中国信息化形势分析与预测（2014）（赠阅读卡）

周宏仁 / 主编 2014 年 7 月出版 估价 :98.00 元

◆ 本书在以中国信息化发展的分析和预测为重点的同时，反映了过去一年间中国信息化关注的重点和热点，视野宽阔，观点新颖，内容丰富，数据翔实，对中国信息化的发展有很强的指导性，可读性很强。

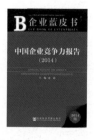

企业蓝皮书

中国企业竞争力报告（2014）（赠阅读卡）

金 碚 / 主编　　2014 年 11 月出版　　估价 :89.00 元

◆ 中国经济正处于新一轮的经济波动中，如何保持稳健的经营心态和经营方式并进一步求发展，对于企业保持并提升核心竞争力至关重要。本书利用上市公司的财务数据，研究上市公司竞争力变化的最新趋势，探索进一步提升中国企业国际竞争力的有效途径，这无论对实践工作者还是理论研究者都具有重大意义。

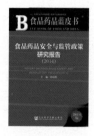

食品药品蓝皮书

食品药品安全与监管政策研究报告（2014）（赠阅读卡）

唐民皓 / 主编　　2014 年 7 月出版　　估价 :69.00 元

◆ 食品药品安全是当下社会关注的焦点问题之一，如何破解食品药品安全监管重点难点问题是需要以社会合力才能解决的系统工程。本书围绕安全热点问题、监管重点问题和政策焦点问题，注重于对食品药品公共政策和行政监管体制的探索和研究。

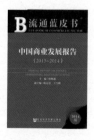

流通蓝皮书

中国商业发展报告（2013~2014）（赠阅读卡）

荆林波 / 主编　　2014 年 5 月出版　　估价 :89.00 元

◆《中国商业发展报告》是中国社会科学院财经战略研究院与香港利丰研究中心合作的成果，并且在 2010 年开始以中英文版同步在全球发行。蓝皮书从关注中国宏观经济出发，突出中国流通业的宏观背景反映了本年度中国流通业发展的状况。

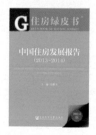

住房绿皮书

中国住房发展报告（2013~2014）（赠阅读卡）

倪鹏飞 / 主编　　2013 年 12 月出版　　估价 :79.00 元

◆ 本报告从宏观背景、市场主体、市场体系、公共政策和年度主题五个方面，对中国住宅市场体系做了全面系统的分析、预测与评价，并给出了相关政策建议，并在评述 2012~2013 年住房及相关市场走势的基础上，预测了 2013~2014 年住房及相关市场的发展变化。

国别与地区类

国别与地区类皮书关注全球重点国家与地区，
提供全面、独特的解读与研究

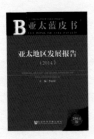

亚太蓝皮书

亚太地区发展报告（2014）（赠阅读卡）

李向阳/主编　　2013 年 12 月出版　　定价：69.00 元

◆　本书是由中国社会科学院亚太与全球战略研究院精心打
造的又一品牌皮书，关注时下亚太地区局势发展动向里隐藏
的中长趋势，剖析亚太地区政治与安全格局下的区域形势最
新动向以及地区关系发展的热点问题，并对 2014 年亚太地
区重大动态作出前瞻性的分析与预测。

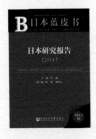

日本蓝皮书

日本研究报告（2014）（赠阅读卡）

李　薇/主编　　2014 年 2 月出版　　估价：69.00 元

◆　本书由中华日本学会、中国社会科学院日本研究所合作
推出，是以中国社会科学院日本研究所的研究人员为主完成
的研究成果。对 2013 年日本的政治、外交、经济、社会文
化作了回顾、分析与展望，并收录了该年度日本大事记。

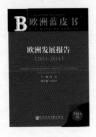

欧洲蓝皮书

欧洲发展报告（2013~2014）（赠阅读卡）

周　弘/主编　　2014 年 3 月出版　　估价：89.00 元

◆　本年度的欧洲发展报告，对欧洲经济、政治、社会、外交
等面的形式进行了跟踪介绍与分析。力求反映作为一个整体的
欧盟及 30 多个欧洲国家在 2013 年出现的各种变化。

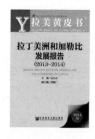

拉美黄皮书

拉丁美洲和加勒比发展报告（2013~2014）（赠阅读卡）

吴白乙 / 主编　2014 年 4 月出版　估价 :89.00 元

◆　本书是中国社会科学院拉丁美洲研究所的第 13 份关于拉丁美洲和加勒比地区发展形势状况的年度报告。本书对 2013 年拉丁美洲和加勒比地区诸国的政治、经济、社会、外交等方面的发展情况做了系统介绍，对该地区相关国家的热点及焦点问题进行了总结和分析，并在此基础上对该地区各国 2014 年的发展前景做出预测。

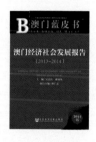

澳门蓝皮书

澳门经济社会发展报告（2013~2014）（赠阅读卡）

吴志良　郝雨凡 / 主编　2014 年 3 月出版　估价 :79.00 元

◆　本书集中反映 2013 年本澳各个领域的发展动态，总结评价近年澳门政治、经济、社会的总体变化，同时对 2014 年社会经济情况作初步预测。

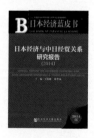

日本经济蓝皮书

日本经济与中日经贸关系研究报告（2014）（赠阅读卡）

王洛林　张季风 / 主编　2014 年 5 月出版　估价 :79.00 元

◆　本书对当前日本经济以及中日经济合作的发展动态进行了多角度、全景式的深度分析。本报告回顾并展望了 2013~2014 年度日本宏观经济的运行状况。此外，本报告还收录了大量来自于日本政府权威机构的数据图表，具有极高的参考价值。

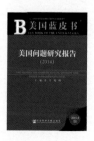

美国蓝皮书

美国问题研究报告（2014）（赠阅读卡）

黄　平　倪　峰 / 主编　2014 年 6 月出版　估价 :89.00 元

◆　本书是由中国社会科学院美国所主持完成的研究成果，它回顾了美国 2013 年的经济、政治形势与外交战略，对 2013 年以来美国内政外交发生的重大事件以及重要政策进行了较为全面的回顾和梳理。

地方发展类

地方发展类皮书关注大陆各省份、经济区域，
提供科学、多元的预判与咨政信息

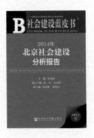

社会建设蓝皮书

2014年北京社会建设分析报告（赠阅读卡）

宋贵伦 / 主编　2014年4月出版　估价 :69.00 元

◆　本书依据社会学理论框架和分析方法，对北京市的人口、就业、分配、社会阶层以及城乡关系等社会学基本问题进行了广泛调研与分析，对广受社会关注的住房、教育、医疗、养老、交通等社会热点问题做了深刻了解与剖析，对日益显现的征地搬迁、外籍人口管理、群体性心理障碍等进行了有益探讨。

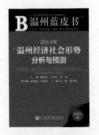

温州蓝皮书

2014年温州经济社会形势分析与预测（赠阅读卡）

潘忠强　王春光　金 浩 / 主编　　2014年4月出版　估价: 69.00 元

◆　本书是由中共温州市委党校与中国社会科学院社会学研究所合作推出的第七本"温州经济社会形势分析与预测"年度报告，深入全面分析了2013年温州经济、社会、政治、文化发展的主要特点、经验、成效与不足，提出了相应的政策建议。

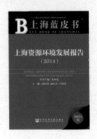

上海蓝皮书

上海资源环境发展报告（2014）（赠阅读卡）

周冯琦　汤庆合　王利民 / 著　　2014年1月出版　估价 : 59.00 元

◆　本书在上海所面临资源环境风险的来源、程度、成因、对策等方面作了些有益的探索，希望能对有关部门完善上海的资源环境风险防控工作提供一些有价值的参考，也让普通民众更全面地了解上海资源环境风险及其防控的图景。

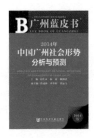

广州蓝皮书

2014 年中国广州社会形势分析与预测（赠阅读卡）

易佐永　杨　秦　顾涧清/主编　　2014 年 5 月出版　估价 :65.00 元

◆　本书由广州大学与广州市委宣传部、广州市人力资源和社会保障局联合主编，汇集了广州科研团体、高等院校和政府部门诸多社会问题研究专家、学者和实际部门工作者的最新研究成果，是关于广州社会运行情况和相关专题分析与预测的重要参考资料。

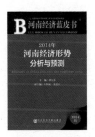

河南经济蓝皮书

2014 年河南经济形势分析与预测（赠阅读卡）

胡五岳/主编　　2014 年 4 月出版　估价 :59.00 元

◆　本书由河南省统计局主持编纂。该分析与展望以 2013 年最新年度统计数据为基础，科学研判河南经济发展的脉络轨迹、分析年度运行态势;以客观翔实、权威资料为特征,突出科学性、前瞻性和可操作性，服务于科学决策和科学发展。

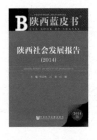

陕西蓝皮书

陕西社会发展报告（2014）（赠阅读卡）

任宗哲　石　英　江　波/主编　　2014 年 1 月出版　估价 :65.00 元

◆　本书系统而全面地描述了陕西省 2013 年社会发展各个领域所取得的成就、存在的问题、面临的挑战及其应对思路，为更好地思考 2014 年陕西发展前景、政策指向和工作策略等方面提供了一个较为简洁清晰的参考蓝本。

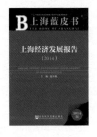

上海蓝皮书

上海经济发展报告（2014）（赠阅读卡）

沈开艳/主编　　2014 年 1 月出版　估价 :69.00 元

◆　本书系上海社会科学院系列之一，报告对 2014 年上海经济增长与发展趋势的进行了预测，把握了上海经济发展的脉搏和学术研究的前沿。

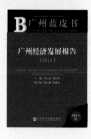

广州蓝皮书

广州经济发展报告（2014）（赠阅读卡）

李江涛　刘江华 / 主编　2014 年 6 月出版　估价 :65.00 元

◆　本书是由广州市社会科学院主持编写的"广州蓝皮书"系列
之一，本报告对广州 2013 年宏观经济运行情况作了深入分析，
对 2014 年宏观经济走势进行了合理预测，并在此基础上提出了
相应的政策建议。

文 化 传 媒 类

文化传媒类皮书透视文化领域、文化产业，
探索文化大繁荣、大发展的路径

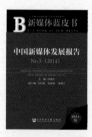

新媒体蓝皮书

中国新媒体发展报告 No.4(2013)（赠阅读卡）

唐绪军 / 主编　　2014 年 6 月出版　　估价 :69.00 元

◆　本书由中国社会科学院新闻与传播研究所和上海大学合作编
写，在构建新媒体发展研究基本框架的基础上，全面梳理 2013 年
中国新媒体发展现状，发表最前沿的网络媒体深度调查数据和研
究成果，并对新媒体发展的未来趋势做出预测。

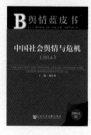

舆情蓝皮书

中国社会舆情与危机管理报告（2014）（赠阅读卡）

谢耘耕 / 主编　　2014 年 8 月出版　　估价 :85.00 元

◆　本书由上海交通大学舆情研究实验室和危机管理研究中心主
编，已被列入教育部人文社会科学研究报告培育项目。本书以新
媒体环境下的中国社会为立足点，对 2013 年中国社会舆情、分
类舆情等进行了深入系统的研究，并预测了 2014 年社会舆情走势。

经济类

产业蓝皮书
中国产业竞争力报告（2014）No.4
著(编)者:张其仔　2014年5月出版 / 估价:79.00元

长三角蓝皮书
2014年率先基本实现现代化的长三角
著(编)者:刘志彪　2014年6月出版 / 估价:120.00元

城市竞争力蓝皮书
中国城市竞争力报告No.12
著(编)者:倪鹏飞　2014年5月出版 / 估价:89.00元

城市蓝皮书
中国城市发展报告No.7
著(编)者:潘家华 魏后凯　2014年7月出版 / 估价:69.00元

城市群蓝皮书
中国城市群发展指数报告(2014)
著(编)者:刘士林 刘新静　2014年10月出版 / 估价:59.00元

城乡统筹蓝皮书
中国城乡统筹发展报告（2014）
著(编)者:程志强、潘晨光　2014年3月出版 / 估价:59.00元

城乡一体化蓝皮书
中国城乡一体化发展报告（2014）
著(编)者:汝信 付崇兰　2014年8月出版 / 估价:59.00元

城镇化蓝皮书
中国城镇化健康发展报告（2014）
著(编)者:张占斌　2014年10月出版 / 估价:69.00元

低碳发展蓝皮书
中国低碳发展报告（2014）
著(编)者:齐晔　2014年7月出版 / 估价:69.00元

低碳经济蓝皮书
中国低碳经济发展报告（2014）
著(编)者:薛进军 赵忠秀　2014年5月出版 / 估价:79.00元

东北蓝皮书
中国东北地区发展报告（2014）
著(编)者:鲍振东 曹晓峰　2014年8月出版 / 估价:79.00元

发展和改革蓝皮书
中国经济发展和体制改革报告No.7
著(编)者:邹东涛　2014年7月出版 / 估价:79.00元

工业化蓝皮书
中国工业化进程报告（2014）
著(编)者: 黄群慧 吕铁 李晓华 等
2014年11月出版 / 估价:89.00元

国际城市蓝皮书
国际城市发展报告（2014）
著(编)者:屠启宇　2014年1月出版 / 估价:69.00元

国家创新蓝皮书
国家创新发展报告（2013~2014）
著(编)者:陈劲　2014年3月出版 / 估价:69.00元

国家竞争力蓝皮书
中国国家竞争力报告No.2
著(编)者:倪鹏飞　2014年10月出版 / 估价:98.00元

宏观经济蓝皮书
中国经济增长报告（2014）
著(编)者:张平 刘霞辉　2014年10月出版 / 估价:69.00元

减贫蓝皮书
中国减贫与社会发展报告
著(编)者:黄承伟　2014年7月出版 / 估价:69.00元

金融蓝皮书
中国金融发展报告（2014）
著(编)者:李扬 王国刚　2013年12月出版 / 定价:69.00元

经济蓝皮书
2014年中国经济形势分析与预测
著(编)者:李扬　2013年12月出版 / 估价:69.00元

经济蓝皮书春季号
中国经济前景分析——2014年春季报告
著(编)者:李扬　2014年4月出版 / 估价:59.00元

经济信息绿皮书
中国与世界经济发展报告（2014）
著(编)者:王长胜　2013年12月出版 / 定价:69.00元

就业蓝皮书
2014年中国大学生就业报告
著(编)者:麦可思研究院　2014年6月出版 / 估价:98.00元

民营经济蓝皮书
中国民营经济发展报告No.10（2013～2014）
著(编)者:黄孟复　2014年9月出版 / 估价:69.00元

民营企业蓝皮书
中国民营企业竞争力报告No.7（2014）
著(编)者:刘迎秋　2014年1月出版 / 估价:79.00元

农村绿皮书
中国农村经济形势分析与预测（2014）
著(编)者:中国社会科学院农村发展研究所
　　　　国家统计局农村社会经济调查司 著
2014年4月出版 / 估价:59.00元

企业公民蓝皮书
中国企业公民报告No.4
著(编)者:邹东涛　2014年7月出版 / 估价:69.00元

企业社会责任蓝皮书
中国企业社会责任研究报告（2014）
著(编)者:黄群慧 彭华岗 钟宏武 等
2014年11月出版 / 估价:59.00元

气候变化绿皮书
应对气候变化报告（2014）
著(编)者:王伟光 郑国光　2014年11月出版 / 估价:79.00元

区域蓝皮书
中国区域经济发展报告（2014）
著(编)者:梁昊光　2014年4月出版 / 估价:69.00元

人口与劳动绿皮书
中国人口与劳动问题报告No.15
著(编)者:蔡昉 2014年6月出版 / 估价:69.00元

生态经济（建设）绿皮书
中国经济（建设）发展报告（2013~2014）
著(编)者:黄浩涛 李周 2014年10月出版 / 估价:69.00元

世界经济黄皮书
2014年世界经济形势分析与预测
著(编)者:王洛林 张宇燕 2014年1月出版 / 估价:69.00元

西北蓝皮书
中国西北发展报告（2014）
著(编)者:张进海 陈冬红 段庆林 2014年1月出版 / 定价:65.00元

西部蓝皮书
中国西部发展报告（2014）
著(编)者:姚慧琴 徐璋勇 2014年7月出版 / 估价:69.00元

新型城镇化蓝皮书
新型城镇化发展报告（2014）
著(编)者:沈体雁 李伟 宋敏 2014年3月出版 / 估价:69.00元

新兴经济体蓝皮书
金砖国家发展报告（2014）
著(编)者:林跃勤 周文 2014年3月出版 / 估价:79.00元

循环经济绿皮书
中国循环经济发展报告（2013~2014）
著(编)者:齐建国 2014年12月出版 / 估价:69.00元

中部竞争力蓝皮书
中国中部经济社会竞争力报告（2014）
著(编)者:教育部人文社会科学重点研究基地
南昌大学中国中部经济社会发展研究中心
2014年7月出版 / 估价:59.00元

中部蓝皮书
中国中部地区发展报告（2014）
著(编)者:朱有志 2014年10月出版 / 估价:59.00元

中国科技蓝皮书
中国科技发展报告（2014）
著(编)者:陈劲 2014年4月出版 / 估价:69.00元

中国省域竞争力蓝皮书
中国省域经济综合竞争力发展报告（2012~2013）
著(编)者:李建平 李闽榕 高燕京 2014年3月出版 / 估价:188.00元

中三角蓝皮书
长江中游城市群发展报告（2013~2014）
著(编)者:秦尊文 2014年6月出版 / 估价:69.00元

中小城市绿皮书
中国中小城市发展报告（2014）
著(编)者:中国城市经济学会中小城市经济发展委员会
《中国中小城市发展报告》编纂委员会
2014年10月出版 / 估价:98.00元

中原蓝皮书
中原经济区发展报告（2014）
著(编)者:刘怀廉 2014年6月出版 / 估价:68.00元

社会政法类

殡葬绿皮书
中国殡葬事业发展报告（2014）
著(编)者:朱勇 副主编 李伯森 2014年3月出版 / 估价:59.00元

城市创新蓝皮书
中国城市创新报告（2014）
著(编)者:周天勇 旷建伟 2014年7月出版 / 估价:69.00元

城市管理蓝皮书
中国城市管理报告2014
著(编)者:谭维克 刘林 2014年7月出版 / 估价:98.00元

城市生活质量蓝皮书
中国城市生活质量指数报告（2014）
著(编)者:张平 2014年7月出版 / 估价:59.00元

城市政府能力蓝皮书
中国城市政府公共服务能力评估报告（2014）
著(编)者:何艳玲 2014年7月出版 / 估价:59.00元

创新蓝皮书
创新型国家建设报告（2014）
著(编)者:詹正茂 2014年7月出版 / 估价:69.00元

慈善蓝皮书
中国慈善发展报告（2014）
著(编)者:杨团 2014年6月出版 / 估价:69.00元

法治蓝皮书
中国法治发展报告No.12（2014）
著(编)者:李林 田禾 2014年2月出版 / 估价:98.00元

反腐倡廉蓝皮书
中国反腐倡廉建设报告No.3
著(编)者:李秋芳 2013年12月出版 / 估价:79.00元

非传统安全蓝皮书
中国非传统安全研究报告（2014）
著(编)者:余潇枫 2014年5月出版 / 估价:69.00元

妇女发展蓝皮书
福建省妇女发展报告（2014）
著(编)者:刘群英　2014年10月出版 / 估价:58.00元

妇女发展蓝皮书
中国妇女发展报告No.5
著(编)者:王金玲　高小贤　2014年5月出版 / 估价:65.00元

妇女教育蓝皮书
中国妇女教育发展报告No.3
著(编)者:张李玺　2014年10月出版 / 估价:69.00元

公共服务满意度蓝皮书
中国城市公共服务评价报告（2014）
著(编)者:胡伟　2014年11月出版 / 估价:69.00元

公共服务蓝皮书
中国城市基本公共服务力评价（2014）
著(编)者:侯惠勤　辛向阳　易定宏
2014年10月出版 / 估价:55.00元

公民科学素质蓝皮书
中国公民科学素质调查报告（2013~2014）
著(编)者:李群　许佳军　2014年2月出版 / 估价:69.00元

公益蓝皮书
中国公益发展报告（2014）
著(编)者:朱健刚　2014年5月出版 / 估价:78.00元

国际人才蓝皮书
中国海归创业发展报告（2014）No.2
著(编)者:王辉耀　路江涌　2014年10月出版 / 估价:69.00元

国际人才蓝皮书
中国留学发展报告（2014）No.3
著(编)者:王辉耀　2014年9月出版 / 估价:59.00元

行政改革蓝皮书
中国行政体制改革报告（2014）No.3
著(编)者:魏礼群　2014年3月出版 / 估价:69.00元

华侨华人蓝皮书
华侨华人研究报告（2014）
著(编)者:丘进　2014年5月出版 / 估价:128.00元

环境竞争力绿皮书
中国省域环境竞争力发展报告（2014）
著(编)者:李建平　李闽榕　王金南
2014年12月出版 / 估价:148.00元

环境绿皮书
中国环境发展报告（2014）
著(编)者:刘鉴强　2014年4月出版 / 估价:69.00元

基本公共服务蓝皮书
中国省级政府基本公共服务发展报告（2014）
著(编)者:孙德超　2014年1月出版 / 估价:69.00元

基金会透明度蓝皮书
中国基金会透明度发展研究报告（2014）
著(编)者:基金会中心网　2014年7月出版 / 估价:79.00元

教师蓝皮书
中国中小学教师发展报告（2014）
著(编)者:曾晓东　2014年4月出版 / 估价:59.00元

教育蓝皮书
中国教育发展报告（2014）
著(编)者:杨东平　2014年3月出版 / 估价:69.00元

科普蓝皮书
中国科普基础设施发展报告（2014）
著(编)者:任福君　2014年6月出版 / 估价:79.00元

口腔健康蓝皮书
中国口腔健康发展报告（2014）
著(编)者:胡德渝　2014年12月出版 / 估价:59.00元

老龄蓝皮书
中国老龄事业发展报告（2014）
著(编)者:吴玉韶　2014年2月出版 / 估价:59.00元

连片特困区蓝皮书
中国连片特困区发展报告（2014）
著(编)者:丁建军　冷志明　游俊　2014年3月出版 / 估价:79.00元

民间组织蓝皮书
中国民间组织报告（2014）
著(编)者:黄晓勇　2014年8月出版 / 估价:69.00元

民族发展蓝皮书
中国民族区域自治发展报告（2014）
著(编)者:郝时远　2014年6月出版 / 估价:98.00元

女性生活蓝皮书
中国女性生活状况报告No.8（2014）
著(编)者:韩湘景　2014年3月出版 / 估价:78.00元

汽车社会蓝皮书
中国汽车社会发展报告（2014）
著(编)者:王俊秀　2014年1月出版 / 估价:59.00元

青年蓝皮书
中国青年发展报告（2014）No.2
著(编)者:廉思　2014年6月出版 / 估价:59.00元

全球环境竞争力绿皮书
全球环境竞争力发展报告（2014）
著(编)者:李建平　李闽榕　王金南　2014年11月出版 / 估价:69.00元

青少年蓝皮书
中国未成年人新媒体运用报告（2014）
著(编)者:李文革　沈杰　季为民　2014年6月出版 / 估价:69.00元

区域人才蓝皮书
中国区域人才竞争力报告No.2
著(编)者:桂昭明 王辉耀 2014年6月出版 / 估价:69.00元

人才蓝皮书
中国人才发展报告（2014）
著(编)者:潘晨光 2014年10月出版 / 估价:79.00元

人权蓝皮书
中国人权事业发展报告No.4（2014）
著(编)者:李君如 2014年7月出版 / 估价:98.00元

世界人才蓝皮书
全球人才发展报告No.1
著(编)者:孙学玉 张冠梓 2013年12月出版 / 估价:69.00元

社会保障绿皮书
中国社会保障发展报告（2014）No.6
著(编)者:王延中 2014年4月出版 / 估价:69.00元

社会工作蓝皮书
中国社会工作发展报告（2013~2014）
著(编)者:王杰秀 邹文开 2014年8月出版 / 估价:59.00元

社会管理蓝皮书
中国社会管理创新报告No.3
著(编)者:连玉明 2014年9月出版 / 估价:79.00元

社会蓝皮书
2014年中国社会形势分析与预测
著(编)者:李培林 陈光金 张翼 2013年12月出版 / 估价:69.00元

社会体制蓝皮书
中国社会体制改革报告（2014）No.2
著(编)者:龚维斌 2014年5月出版 / 估价:59.00元

社会心态蓝皮书
2014年中国社会心态研究报告
著(编)者:王俊秀 杨宜音 2014年1月出版 / 估价:59.00元

生态城市绿皮书
中国生态城市建设发展报告（2014）
著(编)者:李景源 孙伟平 刘举科 2014年6月出版 / 估价:128.00元

生态文明绿皮书
中国省域生态文明建设评价报告（ECI 2014）
著(编)者:严耕 2014年9月出版 / 估价:98.00元

世界创新竞争力黄皮书
世界创新竞争力发展报告（2014）
著(编)者:李建平 李闽榕 赵新力 2014年11月出版 / 估价:128.00元

水与发展蓝皮书
中国水风险评估报告（2014）
著(编)者:苏杨 2014年9月出版 / 估价:69.00元

危机管理蓝皮书
中国危机管理报告（2014）
著(编)者:文学国 范正青 2014年8月出版 / 估价:79.00元

小康蓝皮书
中国全面建设小康社会监测报告（2014）
著(编)者:潘璠 2014年11月出版 / 估价:59.00元

形象危机应对蓝皮书
形象危机应对研究报告（2014）
著(编)者:唐钧 2014年9月出版 / 估价:118.00元

政治参与蓝皮书
中国政治参与报告（2014）
著(编)者:房宁 2014年7月出版 / 估价:58.00元

政治发展蓝皮书
中国政治发展报告（2014）
著(编)者:房宁 杨海蛟 2014年6月出版 / 估价:98.00元

宗教蓝皮书
中国宗教报告（2014）
著(编)者:金泽 邱永辉 2014年8月出版 / 估价:59.00元

社会组织蓝皮书
中国社会组织评估报告（2014）
著(编)者:徐家良 2014年3月出版 / 估价:69.00元

政府绩效评估蓝皮书
中国地方政府绩效评估报告（2014）
著(编)者:负杰 2014年9月出版 / 估价:69.00元

行业报告类

保健蓝皮书
中国保健服务产业发展报告No.2
著(编)者:中国保健协会 中共中央党校
2014年7月出版 / 估价:198.00元

保健蓝皮书
中国保健食品产业发展报告No.2
著(编)者:中国保健协会
　　　　中国社会科学院食品药品产业发展与监管研究中心
2014年7月出版 / 估价:198.00元

保健蓝皮书
中国保健用品产业发展报告No.2
著(编)者:中国保健协会 2014年3月出版 / 估价:198.00元

保险蓝皮书
中国保险业竞争力报告（2014）
著(编)者:罗忠敏 2014年1月出版 / 估价:98.00元

餐饮产业蓝皮书
中国餐饮产业发展报告（2014）
著(编)者:中国烹饪协会 中国社会科学院财经战略研究院
2014年5月出版 / 估价:59.00元

测绘地理信息蓝皮书
中国地理信息产业发展报告（2014）
著(编)者:徐德明 2014年12月出版 / 估价:98.00元

茶业蓝皮书
中国茶产业发展报告（2014）
著(编)者:李闽榕 杨江帆 2014年4月出版 / 估价:79.00元

产权市场蓝皮书
中国产权市场发展报告（2014）
著(编)者:曹和平 2014年1月出版 / 估价:69.00元

产业安全蓝皮书
中国出版与传媒安全报告（2014）
著(编)者:北京交通大学中国产业安全研究中心
2014年1月出版 / 估价:59.00元

产业安全蓝皮书
中国医疗产业安全报告（2014）
著(编)者:北京交通大学中国产业安全研究中心
2014年1月出版 / 估价:59.00元

产业安全蓝皮书
中国医疗产业安全报告（2014）
著(编)者:李孟刚 2014年7月出版 / 估价:69.00元

产业安全蓝皮书
中国文化产业安全蓝皮书(2013~2014)
著(编)者:高海涛 刘益 2014年3月出版 / 估价:69.00元

产业安全蓝皮书
中国出版传媒产业安全报告（2014）
著(编)者:孙万军 王玉海 2014年12月出版 / 估价:69.00元

典当业蓝皮书
中国典当行业发展报告（2013~2014）
著(编)者:黄育华 王力 张红地
2014年10月出版 / 估价:69.00元

电子商务蓝皮书
中国城市电子商务影响力报告（2014）
著(编)者:荆林波 2014年5月出版 / 估价:69.00元

电子政务蓝皮书
中国电子政务发展报告（2014）
著(编)者:洪毅 王长胜 2014年2月出版 / 估价:59.00元

杜仲产业绿皮书
中国杜仲橡胶资源与产业发展报告（2014）
著(编)者:杜红岩 胡文臻 俞瑞
2014年9月出版 / 估价:99.00元

房地产蓝皮书
中国房地产发展报告No.11
著(编)者:魏后凯 李景国 2014年4月出版 / 估价:79.00元

服务外包蓝皮书
中国服务外包产业发展报告（2014）
著(编)者:王晓红 李皓 2014年4月出版 / 估价:89.00元

高端消费蓝皮书
中国高端消费市场研究报告
著(编)者:依绍华 王雪峰 2013年12月出版 / 估价:69.00元

会展经济蓝皮书
中国会展经济发展报告（2014）
著(编)者:过聚荣 2014年9月出版 / 估价:65.00元

会展蓝皮书
中外会展业动态评估年度报告（2014）
著(编)者:张敏 2014年8月出版 / 估价:68.00元

基金会绿皮书
中国基金会发展独立研究报告（2014）
著(编)者:基金会中心网 2014年8月出版 / 估价:58.00元

交通运输蓝皮书
中国交通运输服务发展报告（2014）
著(编)者:林晓言 卜伟 武剑红
2014年10月出版 / 估价:69.00元

金融监管蓝皮书
中国金融监管报告（2014）
著(编)者:胡滨 2014年9月出版 / 估价:65.00元

金融蓝皮书
中国金融中心发展报告（2014）
著(编)者:中国社会科学院金融研究所
　　　　中国博士后特华科研工作站 王力 黄育华
2014年10月出版 / 估价:59.00元

金融蓝皮书
中国商业银行竞争力报告（2014）
著(编)者:王松奇 2014年5月出版 / 估价:79.00元

金融蓝皮书
中国金融发展报告（2014）
著(编)者:李扬 王国刚 2013年12月出版 / 估价:69.00元

金融蓝皮书
中国金融法治报告（2014）
著(编)者:胡滨 全先银 2014年3月出版 / 估价:65.00元

金融蓝皮书
中国金融产品与服务报告（2014）
著(编)者:殷剑峰 2014年6月出版 / 估价:59.00元

金融信息服务蓝皮书
金融信息服务业发展报告（2014）
著(编)者:鲁广锦 2014年11月出版 / 估价:69.00元

抗衰老医学蓝皮书
抗衰老医学发展报告（2014）
著(编)者:罗伯特·高德曼 罗纳德·科莱兹
　　　　尼尔·布什 朱敏 金大鹏 郭弋
2014年3月出版 / 估价:69.00元

客车蓝皮书
中国客车产业发展报告（2014）
著(编)者:姚蔚 2014年12月出版 / 估价:69.00元

科学传播蓝皮书
中国科学传播报告（2014）
著(编)者:詹正茂 2014年4月出版 / 估价:69.00元

流通蓝皮书
中国商业发展报告（2014）
著(编)者:荆林波 2014年5月出版 / 估价:89.00元

旅游安全蓝皮书
中国旅游安全报告（2014）
著(编)者:郑向敏 谢朝武 2014年6月出版 / 估价:79.00元

旅游绿皮书
2013~2014年中国旅游发展分析与预测
著(编)者:宋瑞 2013年12月出版 / 估价:69.00元

旅游城市绿皮书
世界旅游城市发展报告（2013~2014）
著(编)者:张辉 2014年1月出版 / 估价:69.00元

贸易蓝皮书
中国贸易发展报告（2014）
著(编)者:荆林波 2014年5月出版 / 估价:49.00元

民营医院蓝皮书
中国民营医院发展报告（2014）
著(编)者:朱幼棣 2014年10月出版 / 估价:69.00元

闽商蓝皮书
闽商发展报告（2014）
著(编)者:李闽榕 王日根 2014年12月出版 / 估价:69.00元

能源蓝皮书
中国能源发展报告（2014）
著(编)者:崔民选 王军生 陈义和
2014年10月出版 / 估价:59.00元

农产品流通蓝皮书
中国农产品流通产业发展报告（2014）
著(编)者:贾敬敦 王炳南 张玉玺 张鹏毅 陈丽华
2014年9月出版 / 估价:89.00元

期货蓝皮书
中国期货市场发展报告（2014）
著(编)者:荆林波 2014年6月出版 / 估价:98.00元

企业蓝皮书
中国企业竞争力报告（2014）
著(编)者:金碚 2014年11月出版 / 估价:89.00元

汽车安全蓝皮书
中国汽车安全发展报告（2014）
著(编)者:赵福全 孙小端 等 2014年1月出版 / 估价:69.00元

汽车蓝皮书
中国汽车产业发展报告（2014）
著(编)者:国务院发展研究中心产业经济研究部
　　　　中国汽车工程学会 大众汽车集团（中国）
2014年7月出版 / 估价:79.00元

清洁能源蓝皮书
国际清洁能源发展报告（2014）
著(编)者:国际清洁能源论坛（澳门）
2014年9月出版 / 估价:89.00元

人力资源蓝皮书
中国人力资源发展报告（2014）
著(编)者:吴江 2014年9月出版 / 估价:69.00元

软件和信息服务业蓝皮书
中国软件和信息服务业发展报告（2014）
著(编)者:洪京一 工业和信息化部电子科学技术情报研究所
2014年6月出版 / 估价:98.00元

商会蓝皮书
中国商会发展报告 No.4（2014）
著(编)者:黄孟复 2014年4月出版 / 估价:59.00元

商品市场蓝皮书
中国商品市场发展报告（2014）
著(编)者:荆林波 2014年7月出版 / 估价:59.00元

上市公司蓝皮书
中国上市公司非财务信息披露报告（2014）
著(编)者:钟宏武 张旺 张蕙 等
2014年12月出版 / 估价:59.00元

食品药品蓝皮书
食品药品安全与监管政策研究报告（2014）
著(编)者:唐民皓 2014年7月出版 / 估价:69.00元

世界能源蓝皮书
世界能源发展报告（2014）
著(编)者:黄晓勇 2014年9月出版 / 估价:99.00元

私募市场蓝皮书
中国私募股权市场发展报告（2014）
著(编)者:曹和平 2014年4月出版 / 估价:69.00元

体育蓝皮书
中国体育产业发展报告（2014）
著(编)者:阮伟 钟秉枢 2013年2月出版 / 估价:69.00元

体育蓝皮书·公共体育服务
中国公共体育服务发展报告（2014）
著(编)者:戴健　2014年12月出版 / 估价:69.00元

投资蓝皮书
中国投资发展报告（2014）
著(编)者:杨庆蔚　2014年4月出版 / 估价:79.00元

投资蓝皮书
中国企业海外投资发展报告（2013~2014）
著(编)者:陈文晖　薛誉华　2013年12月出版 / 估价:69.00元

物联网蓝皮书
中国物联网发展报告（2014）
著(编)者:龚六堂　2014年1月出版 / 估价:59.00元

西部工业蓝皮书
中国西部工业发展报告（2014）
著(编)者:方行明　刘方健　姜凌等
2014年9月出版 / 估价:69.00元

西部金融蓝皮书
中国西部金融发展报告（2014）
著(编)者:李忠民　2014年10月出版 / 估价:69.00元

新能源汽车蓝皮书
中国新能源汽车产业发展报告（2014）
著(编)者:中国汽车技术研究中心
　　　　日产（中国）投资有限公司
　　　　东风汽车有限公司
2014年9月出版 / 估价:69.00元

信托蓝皮书
中国信托业研究报告（2014）
著(编)者:中建投信托研究中心　中国建设建投研究院
2014年9月出版 / 估价:59.00元

信托蓝皮书
中国信托投资报告（2014）
著(编)者:杨金龙　刘屹　2014年7月出版 / 估价:69.00元

信息化蓝皮书
中国信息化形势分析与预测（2014）
著(编)者:周宏仁　2014年7月出版 / 估价:98.00元

信用蓝皮书
中国信用发展报告（2014）
著(编)者:章政　田侃　2014年4月出版 / 估价:69.00元

休闲绿皮书
2014年中国休闲发展报告
著(编)者:刘德谦　唐兵　宋瑞
2014年6月出版 / 估价:59.00元

养老产业蓝皮书
中国养老产业发展报告（2013~2014年）
著(编)者:张车伟　2014年1月出版 / 估价:69.00元

移动互联网蓝皮书
中国移动互联网发展报告（2014）
著(编)者:官建文　2014年5月出版 / 估价:79.00元

医药蓝皮书
中国药品市场报告（2014）
著(编)者:程锦锥　朱恒鹏　2014年12月出版 / 估价:79.00元

中国林业竞争力蓝皮书
中国省域林业竞争力发展报告No.2（2014）
（上下册）
著(编)者:郑传芳　李闽榕　张春霞　张会儒
2014年8月出版 / 估价:139.00元

中国农业竞争力蓝皮书
中国省域农业竞争力发展报告No.2（2014）
著(编)者:郑传芳　宋洪远　李闽榕　张春霞
2014年7月出版 / 估价:128.00元

中国信托市场蓝皮书
中国信托业市场报告（2013~2014）
著(编)者:李旸　2014年10月出版 / 估价:69.00元

中国总部经济蓝皮书
中国总部经济发展报告（2014）
著(编)者:赵弘　2014年9月出版 / 估价:69.00元

珠三角流通蓝皮书
珠三角商圈发展研究报告（2014）
著(编)者:王先庆　林至颖　2014年8月出版 / 估价:69.00元

住房绿皮书
中国住房发展报告（2013~2014）
著(编)者:倪鹏飞　2013年12月出版 / 估价:79.00元

资本市场蓝皮书
中国场外交易市场发展报告（2014）
著(编)者:高峦　2014年3月出版 / 估价:79.00元

资产管理蓝皮书
中国信托业发展报告（2014）
著(编)者:智信资产管理研究院　2014年7月出版 / 估价:69.00元

支付清算蓝皮书
中国支付清算发展报告（2014）
著(编)者:杨涛　2014年4月出版 / 估价:45.00元

文化传媒类

传媒蓝皮书
中国传媒产业发展报告（2014）
著(编)者:崔保国　2014年4月出版 / 估价:79.00元

传媒竞争力蓝皮书
中国传媒国际竞争力研究报告（2014）
著(编)者:李本乾　2014年9月出版 / 估价:69.00元

创意城市蓝皮书
武汉市文化创意产业发展报告（2014）
著(编)者:张京成　黄永林　2014年10月出版 / 估价:69.00元

电视蓝皮书
中国电视产业发展报告（2014）
著(编)者:卢斌　2014年4月出版 / 估价:79.00元

电影蓝皮书
中国电影出版发展报告（2014）
著(编)者:卢斌　2014年4月出版 / 估价:79.00元

动漫蓝皮书
中国动漫产业发展报告（2014）
著(编)者:卢斌　郑玉明　牛兴侦　2014年4月出版 / 估价:79.00元

广电蓝皮书
中国广播电影电视发展报告（2014）
著(编)者:庞井君　杨明品　李岚
2014年6月出版 / 估价:88.00元

广告主蓝皮书
中国广告主营销传播趋势报告N0.8
著(编)者:中国传媒大学广告主研究所
中国广告主营销传播创新研究课题组
黄升民　杜国清　邵华冬等
2014年5月出版 / 估价:98.00元

国际传播蓝皮书
中国国际传播发展报告（2014）
著(编)者:胡正荣　李继东　姬德强
2014年1月出版 / 估价:69.00元

纪录片蓝皮书
中国纪录片发展报告（2014）
著(编)者:何苏六　2014年10月出版 / 估价:89.00元

两岸文化蓝皮书
两岸文化产业合作发展报告（2014）
著(编)者:胡惠林　肖夏勇　2014年6月出版 / 估价:59.00元

媒介与女性蓝皮书
中国媒介与女性发展报告（2014）
著(编)者:刘利群　2014年8月出版 / 估价:69.00元

全球传媒蓝皮书
全球传媒产业发展报告（2014）
著(编)者:胡正荣　2014年12月出版 / 估价:79.00元

视听新媒体蓝皮书
中国视听新媒体发展报告（2014）
著(编)者:庞井君　2014年6月出版 / 估价:148.00元

文化创新蓝皮书
中国文化创新报告（2014）No.5
著(编)者:于平　傅才武　2014年7月出版 / 估价:79.00元

文化科技蓝皮书
文化科技融合与创意城市发展报告（2014）
著(编)者:李凤亮　于平　2014年7月出版 / 估价:79.00元

文化蓝皮书
2014年中国文化产业发展报告
著(编)者:张晓明　胡惠林　章建刚
2014年3月出版 / 估价:69.00元

文化蓝皮书
中国文化产业供需协调增长测评报（2013）
著(编)者:高书生　王亚楠　2014年5月出版 / 估价:79.00元

文化蓝皮书
中国城镇文化消费需求景气评价报告（2014）
著(编)者:王亚南　张晓明　祁述裕
2014年5月出版 / 估价:79.00元

文化蓝皮书
中国公共文化服务发展报告（2014）
著(编)者:于群　李国新　2014年10月出版 / 估价:98.00元

文化蓝皮书
中国文化消费需求景气评价报告（2014）
著(编)者:王亚南　2014年5月出版 / 估价:79.00元

文化蓝皮书
中国乡村文化消费需求景气评价报告（2014）
著(编)者:王亚南　2014年5月出版 / 估价:79.00元

文化蓝皮书
中国中心城市文化消费需求景气评价报告（2014）
著(编)者:王亚南　2014年5月出版 / 估价:79.00元

文化蓝皮书
中国少数民族文化发展报告（2014）
著(编)者:武翠英　张晓明　张学进
2014年3月出版 / 估价:69.00元

文化建设蓝皮书
中国文化建设发展报告（2014）
著(编)者:江畅　孙伟平　2014年3月出版 / 估价:69.00元

文化品牌蓝皮书
中国文化品牌发展报告（2014）
著(编)者:欧阳友权　2014年5月出版 / 估价:75.00元

文化软实力蓝皮书
中国文化软实力研究报告（2014）
著(编)者:张国祚　2014年7月出版 / 估价:79.00元

文化遗产蓝皮书
中国文化遗产事业发展报告（2014）
著(编)者:刘世锦　2014年3月出版 / 估价:79.00元

文学蓝皮书
中国文情报告（2014）
著(编)者:白烨　2014年5月出版 / 估价:59.00元

新媒体蓝皮书
中国新媒体发展报告No.5（2014）
著(编)者:唐绪军　2014年6月出版 / 估价:69.00元

移动互联网蓝皮书
中国移动互联网发展报告（2014）
著(编)者:官建文　2014年4月出版 / 估价:79.00元

游戏蓝皮书
中国游戏产业发展报告（2014）
著(编)者:卢斌　2014年4月出版 / 估价:79.00元

舆情蓝皮书
中国社会舆情与危机管理报告（2014）
著(编)者:谢耘耕　2014年8月出版 / 估价:85.00元

粤港澳台文化蓝皮书
粤港澳台文化创意产业发展报告（2014）
著(编)者:丁未　2014年4月出版 / 估价:69.00元

地方发展类

安徽蓝皮书
安徽社会发展报告（2014）
著(编)者:程桦　2014年4月出版 / 估价:79.00元

安徽社会建设蓝皮书
安徽社会建设分析报告（2014）
著(编)者:黄家海　王开玉　蔡宪　2014年4月出版 / 估价:69.00元

北京蓝皮书
北京城乡发展报告（2014）
著(编)者:黄序　2014年4月出版 / 估价:59.00元

北京蓝皮书
北京公共服务发展报告（2014）
著(编)者:张耘　2014年3月出版 / 估价:65.00元

北京蓝皮书
北京经济发展报告（2014）
著(编)者:赵弘　2014年4月出版 / 估价:59.00元

北京蓝皮书
北京社会发展报告（2014）
著(编)者:缪青　2014年10月出版 / 估价:59.00元

北京蓝皮书
北京文化发展报告（2014）
著(编)者:李建盛　2014年5月出版 / 估价:69.00元

北京蓝皮书
中国社区发展报告（2014）
著(编)者:于燕燕　2014年8月出版 / 估价:59.00元

北京蓝皮书
北京公共服务发展报告（2014）
著(编)者:施昌奎　2014年8月出版 / 估价:59.00元

北京旅游绿皮书
北京旅游发展报告（2014）
著(编)者:鲁勇　2014年7月出版 / 估价:98.00元

北京律师蓝皮书
北京律师发展报告No.2（2014）
著(编)者:王隽　周塞军　2014年9月出版 / 估价:79.00元

北京人才蓝皮书
北京人才发展报告（2014）
著(编)者:于淼　2014年10月出版 / 估价:89.00元

城乡一体化蓝皮书
中国城乡一体化发展报告·北京卷（2014）
著(编)者:张宝秀　黄序　2014年6月出版 / 估价:59.00元

创意城市蓝皮书
北京文化创意产业发展报告（2014）
著(编)者:张京成　王国华　2014年10月出版 / 估价:69.00元

创意城市蓝皮书
青岛文化创意产业发展报告（2014）
著(编)者:马达　2014年5月出版 / 估价:69.00元

创意城市蓝皮书
无锡文化创意产业发展报告（2014）
著(编)者:庄若江　张鸣年　2014年8月出版 / 估价:75.00元

服务业蓝皮书
广东现代服务业发展报告（2014）
著(编)者:祁明 程晓   2014年1月出版 / 估价:69.00元

甘肃蓝皮书
甘肃舆情分析与预测（2014）
著(编)者:陈双梅 郝树声   2014年1月出版 / 估价:69.00元

甘肃蓝皮书
甘肃县域社会发展评价报告（2014）
著(编)者:魏胜文   2014年1月出版 / 估价:69.00元

甘肃蓝皮书
甘肃经济发展分析与预测（2014）
著(编)者:魏胜文   2014年1月出版 / 估价:69.00元

甘肃蓝皮书
甘肃社会发展分析与预测（2014）
著(编)者:安文华   2014年1月出版 / 估价:69.00元

甘肃蓝皮书
甘肃文化发展分析与预测（2014）
著(编)者:周小华   2014年1月出版 / 估价:69.00元

广东蓝皮书
广东省电子商务发展报告（2014）
著(编)者:黄建明 祁明   2014年11月出版 / 估价:69.00元

广东蓝皮书
广东社会工作发展报告（2014）
著(编)者:罗观翠   2013年12月出版 / 估价:69.00元

广东外经贸蓝皮书
广东对外经济贸易发展研究报告（2014）
著(编)者:陈万灵   2014年3月出版 / 估价:65.00元

广西北部湾经济区蓝皮书
广西北部湾经济区开放开发报告（2014）
著(编)者:广西北部湾经济区规划建设管理委员会办公室
　　　广西社会科学院 广西北部湾发展研究院
2014年7月出版 / 估价:69.00元

广州蓝皮书
2014年中国广州经济形势分析与预测
著(编)者:庾建设 郭志勇 沈奎   2014年6月出版 / 估价:69.00元

广州蓝皮书
2014年中国广州社会形势分析与预测
著(编)者:易佐永 杨秦 顾涧清   2014年5月出版 / 估价:65.00元

广州蓝皮书
广州城市国际化发展报告（2014）
著(编)者:朱名宏   2014年9月出版 / 估价:59.00元

广州蓝皮书
广州创新型城市发展报告（2014）
著(编)者:李江涛   2014年8月出版 / 估价:59.00元

广州蓝皮书
广州经济发展报告（2014）
著(编)者:李江涛 刘江华   2014年6月出版 / 估价:65.00元

广州蓝皮书
广州农村发展报告（2014）
著(编)者:李江涛 汤锦华   2014年8月出版 / 估价:59.00元

广州蓝皮书
广州青年发展报告（2014）
著(编)者:魏国华 张强   2014年9月出版 / 估价:65.00元

广州蓝皮书
广州汽车产业发展报告（2014）
著(编)者:李江涛 杨再高   2014年10月出版 / 估价:69.00元

广州蓝皮书
广州商贸业发展报告（2014）
著(编)者:陈家成 王旭东 荀振英
2014年7月出版 / 估价:69.00元

广州蓝皮书
广州文化创意产业发展报告（2014）
著(编)者:甘新   2014年10月出版 / 估价:59.00元

广州蓝皮书
中国广州城市建设发展报告（2014）
著(编)者:董皞 冼伟雄 李俊夫
2014年8月出版 / 估价:69.00元

广州蓝皮书
中国广州科技与信息化发展报告（2014）
著(编)者:庾建设 谢学宁   2014年8月出版 / 估价:59.00元

广州蓝皮书
中国广州文化创意产业发展报告（2014）
著(编)者:甘新   2014年10月出版 / 估价:59.00元

广州蓝皮书
中国广州文化发展报告（2014）
著(编)者:徐俊忠 汤应武 陆志强
2014年8月出版 / 估价:69.00元

贵州蓝皮书
贵州法治发展报告（2014）
著(编)者:吴大华   2014年3月出版 / 估价:69.00元

贵州蓝皮书
贵州社会发展报告（2014）
著(编)者:王兴骥   2014年3月出版 / 估价:59.00元

贵州蓝皮书
贵州农村扶贫开发报告（2014）
著(编)者:王朝新 宋明   2014年3月出版 / 估价:69.00元

贵州蓝皮书
贵州文化产业发展报告（2014）
著(编)者:李建国   2014年3月出版 / 估价:69.00元

海淀蓝皮书
海淀区文化和科技融合发展报告（2014）
著(编)者:陈名杰 孟景伟　2014年5月出版 / 估价:75.00元

海峡经济区蓝皮书
海峡经济区发展报告（2014）
著(编)者:李闽榕 王秉安 谢明辉（台湾）
2014年10月出版 / 估价:78.00元

海峡西岸蓝皮书
海峡西岸经济区发展报告（2014）
著(编)者:福建省人民政府发展研究中心
2014年9月出版 / 估价:85.00元

杭州蓝皮书
杭州市妇女发展报告（2014）
著(编)者:魏颖 揭爱花　2014年2月出版 / 估价:69.00元

河北蓝皮书
河北省经济发展报告（2014）
著(编)者:马树强 张贵　2013年12月出版 / 估价:69.00元

河北蓝皮书
河北经济社会发展报告（2014）
著(编)者:周文夫　2013年12月出版 / 估价:69.00元

河南经济蓝皮书
2014年河南经济形势分析与预测
著(编)者:胡五岳　2014年3月出版 / 估价:65.00元

河南蓝皮书
2014年河南社会形势分析与预测
著(编)者:刘道兴 牛苏林　2014年1月出版 / 估价:59.00元

河南蓝皮书
河南城市发展报告（2014）
著(编)者:林宪斋 王建国　2014年1月出版 / 估价:69.00元

河南蓝皮书
河南经济发展报告（2014）
著(编)者:喻新安　2014年1月出版 / 估价:59.00元

河南蓝皮书
河南文化发展报告（2014）
著(编)者:谷建全 卫绍生　2014年1月出版 / 估价:69.00元

河南蓝皮书
河南工业发展报告（2014）
著(编)者:龚绍东　2014年1月出版 / 估价:59.00元

黑龙江产业蓝皮书
黑龙江产业发展报告（2014）
著(编)者:于渤　2014年10月出版 / 估价:79.00元

黑龙江蓝皮书
黑龙江经济发展报告（2014）
著(编)者:曲伟　2014年1月出版 / 估价:59.00元

黑龙江蓝皮书
黑龙江社会发展报告（2014）
著(编)者:艾书琴　2014年1月出版 / 估价:69.00元

湖南城市蓝皮书
城市社会管理
著(编)者:罗海藩　2014年10月出版 / 估价:59.00元

湖南蓝皮书
2014年湖南产业发展报告
著(编)者:梁志峰　2014年5月出版 / 估价:89.00元

湖南蓝皮书
2014年湖南法治发展报告
著(编)者:梁志峰　2014年5月出版 / 估价:79.00元

湖南蓝皮书
2014年湖南经济展望
著(编)者:梁志峰　2014年5月出版 / 估价:79.00元

湖南蓝皮书
2014年湖南两型社会发展报告
著(编)者:梁志峰　2014年5月出版 / 估价:79.00元

湖南县域绿皮书
湖南县域发展报告No.2
著(编)者:朱有志 袁准 周小毛　2014年7月出版 / 估价:69.00元

沪港蓝皮书
沪港发展报告（2014）
著(编)者:尤安山　2014年9月出版 / 估价:89.00元

吉林蓝皮书
2014年吉林经济社会形势分析与预测
著(编)者:马克　2014年1月出版 / 估价:69.00元

江苏法治蓝皮书
江苏法治发展报告No.3（2014）
著(编)者:李力 龚廷泰 严海良　2014年8月出版 / 估价:88.00元

京津冀蓝皮书
京津冀区域一体化发展报告（2014）
著(编)者:文魁 祝尔娟　2014年3月出版 / 估价:89.00元

经济特区蓝皮书
中国经济特区发展报告（2014）
著(编)者:陶一桃　2014年3月出版 / 估价:89.00元

辽宁蓝皮书
2014年辽宁经济社会形势分析与预测
著(编)者:曹晓峰 张晶 张卓民　2014年1月出版 / 估价:69.00元

流通蓝皮书
湖南省商贸流通产业发展报告No.2
著(编)者:柳思维　2014年10月出版 / 估价:75.00元

内蒙古蓝皮书
内蒙古经济发展蓝皮书(2013~2014)
著(编)者:黄育华　2014年7月出版 / 估价:69.00元

内蒙古蓝皮书
内蒙古反腐倡廉建设报告No.1
著(编)者:张志华　无极　2013年12月出版 / 估价:69.00元

浦东新区蓝皮书
上海浦东经济发展报告（2014）
著(编)者:左学金　陆沪根　2014年1月出版 / 估价:59.00元

侨乡蓝皮书
中国侨乡发展报告（2014）
著(编)者:郑一省　2013年12月出版 / 估价:69.00元

青海蓝皮书
2014年青海经济社会形势分析与预测
著(编)者:赵宗福　2014年2月出版 / 估价:69.00元

人口与健康蓝皮书
深圳人口与健康发展报告（2014）
著(编)者:陆杰华　江捍平　2014年10月出版 / 估价:98.00元

山西蓝皮书
山西资源型经济转型发展报告（2014）
著(编)者:李志强　容和平　2014年3月出版 / 估价:79.00元

陕西蓝皮书
陕西经济发展报告（2014）
著(编)者:任宗哲　石英　裴成荣　2014年3月出版 / 估价:65.00元

陕西蓝皮书
陕西社会发展报告（2014）
著(编)者:任宗哲　石英　江波　2014年1月出版 / 估价:65.00元

陕西蓝皮书
陕西文化发展报告（2014）
著(编)者:任宗哲　石英　王长寿　2014年3月出版 / 估价:59.00元

上海蓝皮书
上海传媒发展报告（2014）
著(编)者:强荧　焦雨虹　2014年1月出版 / 估价:59.00元

上海蓝皮书
上海法治发展报告（2014）
著(编)者:潘世伟　叶青　2014年1月出版 / 估价:59.00元

上海蓝皮书
上海经济发展报告（2014）
著(编)者:沈开艳　2014年1月出版 / 估价:69.00元

上海蓝皮书
上海社会发展报告（2014）
著(编)者:卢汉龙　周海旺　2014年1月出版 / 估价:59.00元

上海蓝皮书
上海文化发展报告（2014）
著(编)者:蒯大申　2014年1月出版 / 估价:59.00元

上海蓝皮书
上海文学发展报告（2014）
著(编)者:陈圣来　2014年1月出版 / 估价:59.00元

上海蓝皮书
上海资源环境发展报告（2014）
著(编)者:周冯琦　汤庆合　王利民　2014年1月出版 / 估价:59.00元

上海社会保障绿皮书
上海社会保障改革与发展报告（2013~2014）
著(编)者:汪泓　2014年1月出版 / 估价:65.00元

社会建设蓝皮书
2014年北京社会建设分析报告
著(编)者:宋贵伦　2014年4月出版 / 估价:69.00元

深圳蓝皮书
深圳经济发展报告（2014）
著(编)者:吴忠　2014年6月出版 / 估价:69.00元

深圳蓝皮书
深圳劳动关系发展报告（2014）
著(编)者:汤庭芬　2014年6月出版 / 估价:69.00元

深圳蓝皮书
深圳社会发展报告（2014）
著(编)者:吴忠　余智晟　2014年7月出版 / 估价:69.00元

四川蓝皮书
四川文化产业发展报告（2014）
著(编)者:向宝云　2014年1月出版 / 估价:69.00元

温州蓝皮书
2014年温州经济社会形势分析与预测
著(编)者:潘忠强　王春光　金浩　2014年4月出版 / 估价:69.00元

温州蓝皮书
浙江温州金融综合改革试验区发展报告（2013~2014）
著(编)者:钱水土　王去非　李义超
2014年4月出版 / 估价:69.00元

扬州蓝皮书
扬州经济社会发展报告（2014）
著(编)者:张爱军　2014年1月出版 / 估价:78.00元

义乌蓝皮书
浙江义乌市国际贸易综合改革试验区发展报告
（2013~2014）
著(编)者:马淑琴　刘文革　周松强
2014年4月出版 / 估价:69.00元

云南蓝皮书
中国面向西南开放重要桥头堡建设发展报告（2014）
著(编)者:刘绍怀　2014年12月出版 / 估价:69.00元

长株潭城市群蓝皮书
长株潭城市群发展报告（2014）
著(编)者:张萍　2014年10月出版 / 估价:69.00元

郑州蓝皮书
2014年郑州文化发展报告
著(编)者:王哲　2014年7月出版 / 估价:69.00元

中国省会经济圈蓝皮书
合肥经济圈经济社会发展报告No.4(2013~2014)
著(编)者:董昭礼　2014年4月出版 / 估价:79.00元

国别与地区类

G20国家创新竞争力黄皮书
二十国集团(G20)国家创新竞争力发展报告(2014)
著(编)者:李建平 李闽榕 赵新力
2014年9月出版 / 估价:118.00元

澳门蓝皮书
澳门经济社会发展报告(2013~2014)
著(编)者:吴志良 郝雨凡　2014年3月出版 / 估价:79.00元

北部湾蓝皮书
泛北部湾合作发展报告(2014)
著(编)者:吕余生　2014年7月出版 / 估价:79.00元

大湄公河次区域蓝皮书
大湄公河次区域合作发展报告(2014)
著(编)者:刘稚　2014年8月出版 / 估价:79.00元

大洋洲蓝皮书
大洋洲发展报告(2014)
著(编)者:魏明海 喻常森　2014年7月出版 / 估价:69.00元

德国蓝皮书
德国发展报告(2014)
著(编)者:李乐曾 郑春荣等　2014年5月出版 / 估价:69.00元

东北亚黄皮书
东北亚地区政治与安全报告(2014)
著(编)者:黄凤志 刘雪莲　2014年6月出版 / 估价:69.00元

东盟黄皮书
东盟发展报告(2014)
著(编)者:黄兴球 庄国土　2014年12月出版 / 估价:68.00元

东南亚蓝皮书
东南亚地区发展报告(2014)
著(编)者:王勤　2014年11月出版 / 估价:59.00元

俄罗斯黄皮书
俄罗斯发展报告(2014)
著(编)者:李永全　2014年7月出版 / 估价:79.00元

非洲黄皮书
非洲发展报告No.15(2014)
著(编)者:张宏明　2014年7月出版 / 估价:79.00元

港澳珠三角蓝皮书
粤港澳区域合作与发展报告(2014)
著(编)者:梁庆寅 陈广汉　2014年6月出版 / 估价:59.00元

国际形势黄皮书
全球政治与安全报告(2014)
著(编)者:李慎明 张宇燕　2014年1月出版 / 估价:69.00元

韩国蓝皮书
韩国发展报告(2014)
著(编)者:牛林杰 刘宝全　2014年6月出版 / 估价:69.00元

加拿大蓝皮书
加拿大国情研究报告(2014)
著(编)者:仲伟合 唐小松　2013年12月出版 / 估价:69.00元

柬埔寨蓝皮书
柬埔寨国情报告(2014)
著(编)者:毕世鸿　2014年6月出版 / 估价:79.00元

拉美黄皮书
拉丁美洲和加勒比发展报告(2014)
著(编)者:吴白乙 刘维广　2014年4月出版 / 估价:89.00元

老挝蓝皮书
老挝国情报告(2014)
著(编)者:卢光盛 方芸 吕星　2014年6月出版 / 估价:79.00元

美国蓝皮书
美国问题研究报告(2014)
著(编)者:黄平 倪峰　2014年5月出版 / 估价:79.00元

缅甸蓝皮书
缅甸国情报告(2014)
著(编)者:李晨阳　2014年4月出版 / 估价:79.00元

欧亚大陆桥发展蓝皮书
欧亚大陆桥发展报告(2014)
著(编)者:李忠民　2014年10月出版 / 估价:59.00元

欧洲蓝皮书
欧洲发展报告(2014)
著(编)者:周弘　2014年3月出版 / 估价:79.00元

葡语国家蓝皮书
巴西发展与中巴关系报告2014（中英文）
著(编)者:张曙光 David T. Ritchie
2014年8月出版 / 估价:69.00元

日本经济蓝皮书
日本经济与中日经贸关系发展报告（2014）
著(编)者:王洛林 张季风 2014年5月出版 / 估价:79.00元

日本蓝皮书
日本发展报告（2014）
著(编)者:李薇 2014年2月出版 / 估价:69.00元

上海合作组织黄皮书
上海合作组织发展报告（2014）
著(编)者:李进峰 吴宏伟 李伟 2014年9月出版 / 估价:98.00元

世界创新竞争力黄皮书
世界创新竞争力发展报告（2014）
著(编)者:李建平 2014年1月出版 / 估价:148.00元

世界能源黄皮书
世界能源分析与展望（2013~2014）
著(编)者:张宇燕 等 2014年1月出版 / 估价:69.00元

世界社会主义黄皮书
世界社会主义跟踪研究报告（2014）
著(编)者:李慎明 2014年5月出版 / 估价:189.00元

泰国蓝皮书
泰国国情报告（2014）
著(编)者:邹春萌 2014年6月出版 / 估价:79.00元

亚太蓝皮书
亚太地区发展报告（2014）
著(编)者:李向阳 2013年12月出版 / 估价:69.00元

印度蓝皮书
印度国情报告（2014）
著(编)者:吕昭义 2014年1月出版 / 估价:69.00元

印度洋地区蓝皮书
印度洋地区发展报告（2014）
著(编)者:汪戎 万广华 2014年6月出版 / 估价:79.00元

越南蓝皮书
越南国情报告（2014）
著(编)者:吕余生 2014年8月出版 / 估价:65.00元

中东黄皮书
中东发展报告No.15（2014）
著(编)者:杨光 2014年10月出版 / 估价:59.00元

中欧关系蓝皮书
中国与欧洲关系发展报告（2014）
著(编)者:周弘 2013年12月出版 / 估价:69.00元

中亚黄皮书
中亚国家发展报告（2014）
著(编)者:孙力 2014年9月出版 / 估价:79.00元

皮书大事记

☆ 2012年12月，《中国社会科学院皮书资助规定（试行）》由中国社会科学院科研局正式颁布实施。

☆ 2011年，部分重点皮书纳入院创新工程。

☆ 2011年8月，2011年皮书年会在安徽合肥举行，这是皮书年会首次由中国社会科学院主办。

☆ 2011年2月，"2011年全国皮书研讨会"在北京京西宾馆举行。王伟光院长（时任常务副院长）出席并讲话。本次会议标志着皮书及皮书研创出版从一个具体出版单位的出版产品和出版活动上升为由中国社会科学院牵头的国家哲学社会科学智库产品和创新活动。

☆ 2010年9月，"2010年中国经济社会形势报告会暨第十一次全国皮书工作研讨会"在福建福州举行，高全立副院长参加会议并做学术报告。

☆ 2010年9月，皮书学术委员会成立，由我院李扬副院长领衔，并由在各个学科领域有一定的学术影响力、了解皮书编创出版并持续关注皮书品牌的专家学者组成。皮书学术委员会的成立为进一步提高皮书这一品牌的学术质量、为学术界构建一个更大的学术出版与学术推广平台提供了专家支持。

☆ 2009年8月，"2009年中国经济社会形势分析与预测暨第十次皮书工作研讨会"在辽宁丹东举行。李扬副院长参加本次会议，本次会议颁发了首届优秀皮书奖，我院多部皮书获奖。

社会科学文献出版社
SOCIAL SCIENCES ACADEMIC PRESS (CHINA)

社会科学文献出版社成立于1985年，是直属于中国社会科学院的人文社会科学专业学术出版机构。

成立以来，特别是1998年实施第二次创业以来，依托于中国社会科学院丰厚的学术出版和专家学者两大资源，坚持"创社科经典，出传世文献"的出版理念和"权威、前沿、原创"的产品定位，社科文献立足内涵式发展道路，从战略层面推动学术出版的五大能力建设，逐步走上了学术产品的系列化、规模化、数字化、国际化、市场化经营道路。

先后策划出版了著名的图书品牌和学术品牌"皮书"系列、"列国志"、"社科文献精品译库"、"中国史话"、"全球化译丛"、"气候变化与人类发展译丛""近世中国"等一大批既有学术影响又有市场价值的系列图书。形成了较强的学术出版能力和资源整合能力，年发稿3.5亿字，年出版新书1200余种，承印发行中国社科院院属期刊近70种。

2012年，《社会科学文献出版社学术著作出版规范》修订完成。同年10月，社会科学文献出版社参加了由新闻出版总署召开加强学术著作出版规范座谈会，并代表50多家出版社发起实施学术著作出版规范的倡议。2013年，社会科学文献出版社参与新闻出版总署学术著作规范国家标准的起草工作。

依托于雄厚的出版资源整合能力，社会科学文献出版社长期以来一直致力于从内容资源和数字平台两个方面实现传统出版的再造，并先后推出了皮书数据库、列国志数据库、中国田野调查数据库等一系列数字产品。

在国内原创著作、国外名家经典著作大量出版，数字出版突飞猛进的同时，社会科学文献出版社在学术出版国际化方面也取得了不俗的成绩。先后与荷兰博睿等十余家国际出版机构合作面向海外推出了《经济蓝皮书》《社会蓝皮书》等十余种皮书的英文版、俄文版、日文版等。

此外，社会科学文献出版社积极与中央和地方各类媒体合作，联合大型书店、学术书店、机场书店、网络书店、图书馆，逐步构建起了强大的学术图书的内容传播力和社会影响力，学术图书的媒体曝光率居全国之首，图书馆藏率居于全国出版机构前十位。

作为已经开启第三次创业梦想的人文社会科学学术出版机构，社会科学文献出版社结合社会需求、自身的条件以及行业发展，提出了新的创业目标：精心打造人文社会科学成果推广平台，发展成为一家集图书、期刊、声像电子和数字出版物为一体，面向海内外高端读者和客户，具备独特竞争力的人文社会科学内容资源供应商和海内外知名的专业学术出版机构。

中国皮书网

发布皮书研创资讯，传播皮书精彩内容
引领皮书出版潮流，打造皮书服务平台

栏目设置：

☐ **资讯**：皮书动态、皮书观点、皮书数据、 皮书报道、皮书新书发布会、电子期刊

☐ **标准**：皮书评价、皮书研究、皮书规范、皮书专家、编撰团队

☐ **服务**：最新皮书、皮书书目、重点推荐、在线购书

☐ **链接**：皮书数据库、皮书博客、皮书微博、出版社首页、在线书城

☐ **搜索**：资讯、图书、研究动态

☐ **互动**：皮书论坛

www.pishu.cn

中国皮书网依托皮书系列"权威、前沿、原创"的优质内容资源，通过文字、图片、音频、视频等多种元素，在皮书研创者、使用者之间搭建了一个成果展示、资源共享的互动平台。

自2005年12月正式上线以来，中国皮书网的IP访问量、PV浏览量与日俱增，受到海内外研究者、公务人员、商务人士以及专业读者的广泛关注。

2008年10月，中国皮书网获得"最具商业价值网站"称号。

2011年全国新闻出版网站年会上，中国皮书网被授予"2011最具商业价值网站"荣誉称号。

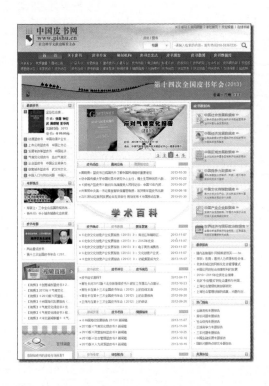

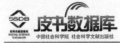
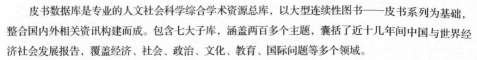

权威报告　热点资讯　海量资源

当代中国与世界发展的高端智库平台

皮书数据库 www.pishu.com.cn

皮书数据库是专业的人文社会科学综合学术资源总库，以大型连续性图书——皮书系列为基础，整合国内外相关资讯构建而成。包含七大子库，涵盖两百多个主题，囊括了近十几年间中国与世界经济社会发展报告，覆盖经济、社会、政治、文化、教育、国际问题等多个领域。

皮书数据库以篇章为基本单位，方便用户对皮书内容的阅读需求。用户可进行全文检索，也可对文献题目、内容提要、作者名称、作者单位、关键字等基本信息进行检索，还可对检索到的篇章再作二次筛选，进行在线阅读或下载阅读。智能多维度导航，可使用户根据自己熟知的分类标准进行分类导航筛选，使查找和检索更高效、便捷。

权威的研究报告，独特的调研数据，前沿的热点资讯，皮书数据库已发展成为国内最具影响力的关于中国与世界现实问题研究的成果库和资讯库。

皮书俱乐部会员服务指南

1. 谁能成为皮书俱乐部会员？

- 皮书作者自动成为皮书俱乐部会员；
- 购买皮书产品（纸质图书、电子书、皮书数据库充值卡）的个人用户。

2. 会员可享受的增值服务：

- 免费获赠该纸质图书的电子书；
- 免费获赠皮书数据库100元充值卡；
- 免费定期获赠皮书电子期刊；
- 优先参与各类皮书学术活动；
- 优先享受皮书产品的最新优惠。

阅 读 卡

3. 如何享受皮书俱乐部会员服务？

（1）如何免费获得整本电子书？

购买纸质图书后，将购书信息特别是书后附赠的卡号和密码通过邮件形式发送到 pishu@188.com，我们将验证您的信息，通过验证并成功注册后即可获得该本皮书的电子书。

（2）如何获赠皮书数据库100元充值卡？

第1步：刮开附赠卡的密码涂层（左下）；

第2步：登录皮书数据库网站（www.pishu.com.cn），注册成为皮书数据库用户，注册时请提供您的真实信息，以便您获得皮书俱乐部会员服务；

第3步：注册成功后登录，点击进入"会员中心"；

第4步：点击"在线充值"，输入正确的卡号和密码即可使用。

仅为 0.058 万吨标准煤/亿元，而医药制造业的单位能耗却是机械制造业的 2.48 倍。目前应对气候、环境变化和能源资源安全已是全球共同关注的问题，发达国家纷纷把发展低碳经济和新能源等新兴战略性产业作为推动经济增长新的突破口，低碳经济、低碳技术成为国家竞争力的重要体现。我国医药产业在如何降低能耗、节能减排方面存在巨大挑战。

从全球范围来看，推动医药制造业环保水平的重要原因之一就是相关政策和法规的确立和实施。以美国为例，相关法律法规的严格执行促使医药制造企业逐步形成了强烈的环保意识。在 1995 年，美国设立了"绿色化工总统奖"。后来，制药业占据了该奖项的一半以上。尽管美国是世界上最大的原料药生产基地，但是它通过两个方面解决了环保的问题。一方面，进行巨额投资购买污染治理设施；另一方面，则将低端的、污染程度较高的企业转移到后发展国家生产。我国医药制造企业可以以此作为借鉴，进一步探索科学发展道路。

（二）自然资源原材料价格上涨

资源是产业发展的基础，在医药制造的过程中既需要制造药品的原材料，也需要包装药品的材料，这些材料所消耗的资源主要为以中草药为主的动植物和基础化工产品，原材料价格的上涨势必影响到药物的研制和生产，也必将引起运输成本、销售成本的上涨。这些对我国的小规模、低利润制药企业无疑是致命的打击。

以医药制造业最需要的基础化工产品为例，基础化工产品价格与石化产业息息相关。2010 年，原油价格在 71 ~ 83 美元之间波动，并逐渐摆脱经济危机的影响，恢复到先前水平；但我国原油对外依存度持续上升，价格上涨和资源采购困难使我国化工产品的生产成本不断上涨，进而导致产品价格上涨，这也就意味着化学药品制造业的原料价格和药品包装的生产成本将有上涨的趋势。

（三）稀缺中药材资源面临枯竭

近年来，全球兴起传统医学热，以及向大自然要药源开发新药的开发新思路，带动了市场对稀缺中药材的强劲需求。飙升的价格一度让药用动植物的开发使用进入盲目无序的状态，盗猎、盗采行为近乎疯狂。如为获取麝香而盗麝，几十年间几乎令麝灭绝；为获取虎骨而猎杀老虎，致使我国东北虎和华南虎数量急剧下降。据了解，中药里面"十方九草"，甘草的药用量最大。而目前我国野生甘草分布面积已减少了70%，如不采取紧急有效的保护措施，甘草也将难逃绝迹命运。我国中药材资源面临枯竭，如果不进一步加大对稀缺中药材的保护，将会严重影响我国医药产业的发展。

广西是我国第二大中药资源省区，有中草药物种4623种，其中植物药4064种、动物药509种、矿物药50种，大约占我国药用资源的1/3。但无序的开采和挖掘，再加上保护不力，导致中药资源越来越少，甚至某些植物和动物药种灭绝消失。尽管在日前召开的中药资源可持续利用高层研讨会上，不断有政府官员和专家学者呼吁保护野生中药资源，可是野生植物和动物药用物种还是在以惊人的速度灭绝。

中药发展没有形成良好的发展势头，尽管中药产业的发展空间仍然巨大，但中药资源的经常性短缺导致产业不良发展的恶性循环。原来蕴藏丰富的中药资源由于不合理开采和利用，越来越紧张，越来越稀缺，本来就有限的中药资源由于价格价格不断上涨，开采的人越来越多，越挖越少，越少越贵，越贵越挖的恶性循环使重要资源处于濒临灭绝的危境。

有研究者表示，20 世纪 50 年代蕴藏量超过 200 万吨的甘草，近年已不足 35 万吨，资源面积越来越小。甘草属于固沙植物，甘草资源的减少直接导致草原植被环境的破坏。再如麝，全国现有麝资源约 200 多万头，与 20 世纪 50 年代相比下降了 1/3。八角莲、杜仲、见血封喉、野山人参、黑节草、小勾儿茶、凹叶厚朴等 30 多种药材因野生资源量稀少，处于濒临灭绝的边缘，而无法提供商品或只能提供少量商品。《中华本草》共收入中药 1 万多味，常用中药在过去的北京同仁堂药店中有 1100～1200 味。其中，野生药材有 800～900 味。而现在中药店最多只有 600～700 味中药，且其中仅有 200～300 味为野生药材，我国许多常用野生药材资源减少非常明显。20 世纪 80 年代，药材市场上还能见到野生银柴胡。2000 年后，野生银柴胡便非常少见。此时，一部分地区就用山银柴胡冒充野生银柴胡出售，但在传统用药习惯中，山银柴胡属于野生银柴胡的伪品，其珍珠盘不明显，且看不到沙眼。此外，常用中药黄连分为味连、雅连和云连，现在人们常用的是味连，虽然现代教科书中还存在味连、雅连和云连的形态、性状及功效等方面内容，但 20 世纪 80 年代后，市场上已经买不到雅连和云连了。[①]

---

① 宁晚：《重要产业面临潜在危机　保护野生资源刻不容缓》，《中国高新技术产业导报》2009 年 4 月 13 日；王晓琨：《我国野生药材资源前景堪忧》，《首都医药》2011 年 10 月 8 日。

四 外资因素

跨国药企较早地进入我国医药产业，与我国制药企业展开全面竞争。早在 20 世纪 80 年代，来自日本的制药企业大冢制药就抢先进入我国，落户天津。随着我国改革开放与加入世贸组织，跨国药企在我国医药产业领域的投资逐年增加，来自全球的前 20 大制药企业辉瑞、拜耳、默克、罗氏等纷纷在我国投资设厂，建立研发中心，抢先占领新药及高附加值药物研发和销售的制高点，逐渐占据大中城市的医药消费市场。有数据显示，外商合资和独资类制药企业占我国制药企业总数的 30% 以上，销售额约占整个医药产业总销售额的近 30%，且主要集中于新型药物及高附加值药物，在我国医药产业中的作用越来越重要。

随着我国对外开放的广度和深度进一步加深，跨国药企纷纷进入我国医药市场，通过并购、参股或独资等投资方式逐步占领我国医药市场。据统计，在我国外资 500 强企业中，医药企业占 14 家，除 1 家外全部由外方控股。外资企业的涌入为我国医药市场注入了新的活力，带来了先进的管理思想和技术，但同时也给我们带来了一定的隐患，如削弱我国技术研发的积极性，拉大了我国与世界的技术差距，这些都会给我国医药产业的安全带来冲击。

此外，我国药品市场对外依存度较大。据统计，我国每年药品进出口贸易逆差达 20 亿~30 亿美元，进口药品占我国医院药品销售额的 17%，在华外资企业生产的药品占我国药品销售额的 34%，这两部分合计占我国药品销售额的 51%；在一线城市，外资企业的市场占有率达 60%；"三资"企业对我国医院的利润贡献率约为 70%；近年来，一些跨国制药企业已开始向基层医疗机构派出销售代表，抢占了 16% 的三线城市药品市场，且进口药品品种多为高端产品，如抗肿瘤、糖尿病、心血管药等产品，严重影响我国国内药品企业的生存和发展。外资企业对我国药品产业的影响还表现为：

（一）利用我国丰富的疾病资源，降低临床试验成本

随着生物科技的进步和发展，越来越多的新药进入临床试验。国外新药准入门槛较高，且投入成本高，周期长，审核严格，病源较少。相比之下，我国医药市场准入门槛低，病源充足，患者对药品试验无从了解，无法认识到新药试验可能蕴藏的风险，国外医药大企业将众多新药试验移植到我国，利用我国丰富的病源进行新药安全性及疗效研究，给我国患者的健康和生命造成了巨大威胁。

大型跨国药企新药上市需要大量临床试验数据支持，需要获得本国药品监督管理部门的批准。而欧美等国对新药临床试验要求严格，且赔偿额巨大，使很多大型跨国制药企业纷纷转向发展中国家或欠发达国家。

在新药或者药物临床试验中引发的纠纷案件越来越多。跨国药企之所以选择我国作为临床试验基地，主要是因为我国受试者严重缺乏维权知识和维权意识。又因为我国药品临床试验监督管理部门监管力度不够，临床试验中即使发生严重不良事件，制药企业所要承担的赔偿也要大大少于国外，这样它们的成本就会明

显降低。实际上按照规定，新药研发成功后，在上市前必须经过系统的临床试验和评价。一般新药的临床试验分为三步骤：一期临床主要考察药品安全性、耐受性、代谢途径等；二期临床才开始涉及药物的疗效和风险收益评估；三期临床用于再次测试药物的安全性和疗效，这一阶段参与试验的患者人数最多，耗时也最长。三期临床全部完成后才能向药品监督管理部门提出申请获得上市批准。然而，新药早一些获得审批上市对跨国药企意味着数千万美元甚至数亿美元的利润。欧美国家药品监督管理部门极其严格，从新药进入临床试验开始它们就会出台各种保护受试者的措施和条款，一旦出现不良事件或其他问题，药企就会面临高额的赔偿，到最后的审批审核也格外严格。因此跨国药企要付出更多的金钱和精力才能获得发达国家的上市审批。相比之下，发展中国家病人容易被劝说充当受试者，而且花费或赔偿费用要比欧美发达国家低得多，且这些国家的法律法规对新药临床试验没有详细的、明确的规定，存在非常多的盲区，因此，跨国药企纷纷将新药临床试验搬到发展中国家。

为了减少成本和缩短新药上市时间，跨国药企往往委托当地的营利性的合同研究组织（CRO）为其进行临床测试。CRO 熟悉当地的法律和法规，熟悉如何在医院开展临床试验，利用一些潜规则推进新药的审批。因此，跨国药企纷纷与 CRO 合作，并付给它们巨额的合作资金。据统计，CRO 市场规模从 2006 年的 17 亿元已经增长到 2010 年的 56 亿元，年均复合增长率达 34.72%。总之，新药试验已经变成令人垂涎的生意。

由于利益的驱动，我国受试者成为跨国药企的新药"小白鼠"，我国受试者的权益遭受严重损失。同时，也对我国的药品监督管理部门提出了考验和质疑，暴露出我国法律法规的不完善以及对新药临床试验中受试者的保护不力。①

（二）并购研发能力突出的企业，抢占生物制药研发先机

跨国大制药企业拥有雄厚的资金和一流的研发人才，可以创造优越的研发环境，更好地配置研发资源，吸纳更优秀人才，集中力量研发新药。近年来，出现的生物靶向药物就是明显的例子。改革开放后，跨国制药企业在我国医药领域的投资不断扩大，辉瑞、默克、罗氏、葛兰素、诺华、拜耳等全球前 20 大制药企业均已在华投资设厂。截至 2006 年年底，我国已有合资和外资制药企业约 1500 家，占我国制药企业总数的 30% 左右。我国生产的 800 多种西药中，超过 97% 为仿制药，几乎全部先进制药技术都来自国外。新药市场基本为外资公司控制，整个行业的对外技术依存度非常高。

（三）掌握药品开发核心技术，垄断市场

在国际上，生物制品主要集中在美国、日本和欧洲。其中，美国作为生物制品的发源地，其开发的产品和市场销售额占了全球的 90% 以上。美国共有生物制品公司 1400 余家；日本仅次于美国，共 600 余家；欧洲在生物技术方面的开发商落后于日本，约有 300 余家。相比之下，我国国内企业规模小，行业集中度较低。仅美国 Amgen 一家 2010 年销售额达 150 亿美元，接近我国

---

① 夏金彪：《跨国药企在华热衷临床试验背后有哪些秘密》，《中国经济时报》2013 年 2 月 26 日。

生物制药全行业的销售总额。由于专利的垄断，多种药物的销售市场几乎被垄断。在胰岛素领域，丹麦诺和诺德公司、美国礼来公司、赛诺菲－安万特公司，三者共占有超过 90% 的市场份额；高端的癌肿、AIDS 疫苗等研制多为外资巨头控制；维生素零售市场几乎被外资垄断，主要品牌有辉瑞、百时美施贵宝、拜耳等。

国家发改委统计数据显示，在我国最畅销的 50 种药品中，有 80% 是外国品牌。以胰岛素为例，1987 年我国开始从丹麦进口，逐渐增加进口源头，目前我国胰岛素从全世界 100 多个国家进口，种类达 500 多种。迄今为止，上千种药物获得了进口许可证，进口药占我国市场份额的比重逐步上升。因此进口药品和国产药品的激烈竞争愈演愈烈。而我国药品大多数是仿制药物，附加值低，品牌竞争力弱，在国外品牌药面前处于弱势地位。

以 2011 年为例，三级医院药品市场占有率排名前 5 位的制药企业均为外资企业，分别为辉瑞制药、阿斯利康、赛诺菲－安万特、拜耳－先灵、罗氏制药。这意味着外资企业在高端的三级医院药品市场中更具有优势。尽管竞争日趋激烈，相比之下，国内制药企业尚未形成规模化经营。

（四）削弱我国技术研发积极性

随着外资的进入，为跨国公司本地化更加便利，加之市场前景广阔和政策利好，跨国公司纷纷在我国设立研发中心。诺和诺德、阿斯利康、礼来、诺华、葛兰素史克和辉瑞等纷纷在北京、上海等地投入设立研发中心，甚至成为跨国企业辐射全球的研究基地。外资企业研发中心高薪聘用国内人员从事研发工作，使国内企业难以聘到高素质创新性人才，国内企业进行新技术研发更加举步维艰。

五　竞争因素

我国医药产业中的竞争情况非常复杂，在我国内部，各医药制造企业的竞争还处于低层次的恶性竞争，主要的方式为价格战和商业贿赂。这种简单的、短浅的、互相伤害的竞争模式最终损害的是医药产业的整体竞争力，具体来说有如下三方面。[①]

（一）国内企业低层次恶性竞争

国内制药企业规模较小，缺乏核心技术，没有足够的资金投入研发新药品、新型制剂，只能生产仿制药品或低端药品，除了走"短、平、快"低水平路线外别无选择，因此，国内企业的竞争主要是通过价格战、商业贿赂等手段赢得竞争。这种恶性竞争必然的结果就是利润甚微或没有利润，引发更大规模的"洗牌"。

医药制造业对新技术的依赖性非常强，而新技术的开发需要大量资金的投入，同时还需要有创新性的人才。而我国医药研发投入极低，不能吸引优秀的、具有创新精神的人才，因而也无法掌握新的生产技术和科学技术，不能形成自己独特的竞争力和特色，仅仅依靠简单的模仿和生产原料药物来维持自身的生存和发

---

① 郭玉环：《医药企业营销渠道现状及策略研究》，吉林大学硕士学位论文，2008；《医药行业分析报告》，http://wenku.baidu.com/view/742c6b3d376baflffc4fade3.html，2012 – 11 – 29。

展。这种普遍的现象进一步导致我国医药市场竞争环境的恶化。各制药企业主要靠压低价格来占领市场，为了得到足够的利润，尽量压低生产成本，因此产品的质量就成了令人担忧的问题。这又会进一步削弱企业的竞争力，使我国制药企业逐步失去高端医药市场的控制力和竞争力，最终使我国医药产业的国际竞争力和对产业的控制力大大削弱。

随着专利保护期的结束，大量的生物制品可以仿制。但我国企业技术落后，人才缺乏，缺乏风险投资基金，产业集群位置分散，产业链不完善，盲目建设。

（二）营销模式单一，品牌塑造意识差

目前，仿制药依然是众多药厂的主要产品，激烈的价格战使药品公司进入低研发投资、缺少创新和低收益的恶性循环，同时，中国药品销售体系复杂凌乱，多层级供应链导致零售价大大高于出厂价，且同类型药品严重泛滥，限制了药厂利润。

我国医药企业品牌意识极差，目光短浅。由于我国医药制造业主要是生产仿制药，因此在药品营销时，主要靠压低价格和商业贿赂方式占领医药市场，完全不顾企业自身的形象和药品的品牌信誉。短期之内可能获得巨大利润，但是长期的发展结果必定是逐步被国外知名品牌产品所取代，最终会失去整个市场。值得欣喜的是，随着众多医药制造企业把宣传作为产品推广的主导方式，伴随新区域市场的开拓，企业的品牌形象也渐渐为人们所熟知。

我国中药有着几千年的历史，在我国人民心中有着举足轻重的地位，我国也一直希望中药能够走出国门，走向世界，被其他

国家的人民所接受。

然而，我国中药企业即使与国外药企合作，也是与华人开办的企业合作，主要销售对象仍然是华人，欧美等国家还是无法接受中药。究其原因，一是我国中药企业开拓国际市场的意识淡薄。2013年3月23日第四届中国国际健康产品展览会上，大部分中药企业的产品都是中文介绍，仅几家有英文介绍，且药品说明主要介绍功能主治，而对药物成分的说明很少或没有。欧美发达国家相对于药物的功能主治方面，它们更注重成分说明，因此在欧美国家中药主要是被视作保健品来销售的。二是我国中药企业的产品意识不强。目前，我国除了同仁堂以外，几乎说不上其他中医药品牌。但是，即使是同仁堂药物也是主要针对国内消费者，在国外难以获得欧美人士的认同。部分原因是我国对药品的设计和包装还不能形成良好的国际习惯，而且没有有效的宣传手段和竞争意识，因此尽管是百年老字号，仍仅限于华人圈子。三是我们的专利产权知识和意识不强。我国中药企业非常保守，中药制作方法不愿意公布，可是事实上，就算不公布，迟早也要暴露，事实上，关键是要有产权意识和知识。学会如何利用国际通行的法则来保护自己的专利，并从中获得利润。除此之外，与专利保护相匹配的还有创新，没有创新，仅依靠老祖宗的东西已经不能适应疾病发展的需要。据统计，美国药品中创新占八成，仿制占两成，而我国创新占两成，仿制占八成。中药方面我们更要创新，老祖宗的东西固然不能丢弃，但是要敢于批判和修正，不能全盘接收，更不能故步自封，把古书当成天书来读，要从生产工艺上创新，创造新的包装、新的制剂、新的营销手段和融资模式。四是中药的解释要用现代语言。我国的中医自成体系，并且与哲学、自然科学、社会科学等相通，在海外除了华人圈子外，很少能被欧美人士理解和接受。我国中药产品的说明都是用中医语言描述的，这对于一个外国人来说，理解起来非常费劲，如果把产品的说明用他们能够看得懂的语言叙述就会增加欧美人士了解中药的渠道。如逍遥丸，中药是疏肝理气的，但是如果说用它来治疗抑郁症，外国人就容易理解并接受了。五是我国中药走出国门的沟通平台少。中药"走出去"需要有展示的平台，国内企业要想"走出去"需要了解当地的市场需要和相关法律法规，有适合当地的营销渠道。在国外销售相对比较好的中药如天士力，在荷兰、南非、澳洲、日本等地销售都很好，在美国也通过了 II 期研究，我国中药企业可借助于这个平台，带动其他中药"走出去"。同时，我国要举办各种洽谈会，增加国内企业与国外企业交流合作的机会。六是我国中药原料药质量受到质疑。因为我国在中药原料药物生产过程中，没有统一的规范，因此植物药材残留农药，动物药也不能被国外接受。因此政府还要大力推广国际 GAP 种植规范，与国际接轨。总之，中药"走出去"是一个系统的、长期的工程。我国一方面要保护我国中药的传统优势和专利产权，另一方面也要积极参与国际合作和竞争，逐步走出国门，进入国际市场，占领欧美发达国家市场。①

（三）市场细分意识缺乏，产品差异化较差

医药市场竞争非常激烈，要想在激烈的竞争中生存和发展，

---

① 《中药"走出去"如何不再只卖给海外华人》，http://finance.qq.com/a/20130327/000396.html，2013-03-27。

必须认真研究医药市场情况，确定目标顾客群体，做好市场细分工作，对自身产品实行差异化生产，占领市场先机。然而事实上，我国医药企业大多缺乏市场意识，很少做市场分析，仅仅是生产一些仿制药物，且同一种产品重复生产，企业间无明显差异，因此竞争环境就变得异常恶劣。

同时，就我国医药制造业当前的竞争格局而言，外资和合资企业占据着我国医药市场的中高端领域。中高端市场进入门槛高，但是利润大。而我国制药业大多被挤到低端市场，这里门槛低，进入者多，竞争异常激烈，主要是通过价格竞争，因此利润低。相比之下，外资和合资企业对国内医药产业的影响是对中高端市场冲击大，而对低端市场冲击小。目前我国医药产业有竞争力的产品主要是劳动密集型、技术含量低和附加值低的化学原料和中成药，而技术含量高和高附加值的生物制药则是我国的薄弱环节。在生物制药上中国目前只能走仿制的道路，根本无法在技术上与欧美国家抗衡。

2012 年，市场需求和生产成本是我国化学原料药面临的双重压力。化学原料药出口价下降 43%，产能过剩是原因之一。另一个原因是，新兴市场如印度等国家的挑战，使我国化学药品的竞争优势逐渐被削弱。据海关数据显示，2012 年上半年，我国产原料药品种有 45.08% 的出口均价在 10 美元/公斤以下，31.97% 的原料药品种出口均价在 5 美元/公斤以下。出口平均单价同比下降所占的比重达 43.41%，究其原因，产能过剩无疑是祸首。

原材料企业面临的普遍困境是准入门槛低、生产成本高。由于进入门槛低，大量企业为了追逐微薄的利润纷纷进入竞争，增加利润的方式也往往采用扩大市场规模、降低生产成本，最终导致产能过剩、供需失衡，使企业处于被动地位。而另一方面，原辅料、水电煤运等成本一直都偏高，医药生产成本也相应升高。近几年，人工费用不断上涨，且环保的要求越来越高，对地方财政贡献率的压力越来越大，这些都对企业的运营造成了巨大的压力。同时，GMP的实施和修订也加重了企业的成本压力，导致企业某些产品的经营面临着严峻问题。例如，激素类产品的重要原料——黄姜被游资囤积炒作，价格不断上涨，企业还没有其他原料可替代黄姜，因此叫苦连天。

总而言之，关键一点是，我国制药企业创新研发能力弱，97%的药物是仿制药。我国的药物出口主要是低附加值药物和原料药物，主要产品有抗感染药物、解热镇痛药和维生素三大类。竞争也主要靠压低价格，跟国外同是出口原料药物的企业相比，在制剂和质量上没有竞争优势，因此，只能跟国内同行厮杀，最终两败俱伤。我国的制药企业大多没有长远的发展眼光，什么赚钱就生产什么，追求短期利益，不会在某些方面形成自己的竞争优势，参与国际竞争合作。

另外，制约企业发展的另一因素为人民币升值。人民币升值幅度的不断加大，使本来附加值较低的大宗原料药和中间体药物出口压力持续增加，我国原料药出口的价格竞争优势正逐渐丧失，对出口企业的经营造成了很大的压力。

相对于其他竞争对手，我国政府对药企的扶持和帮助不够。印度是我国原料药的主要竞争对手。尽管人家实力弱于我们，从业人员没有我们多，但是经过政府的扶持，医药产业发展速度却很快，大有赶超我国之势。印度的主要做法为低价从我国买进原料药物，加工后再与我国进行竞争，给我国医药出口造成压力。此外，印度政府也积极投资医药出口，投入巨资开发新技术，逐步拉开与我国企业的距离和档次，进一步挤压我国的国际市场。可以预见，在不久的将来印度将对我国医药出口造成巨大的威胁。[①]

六 政策因素

（一）2011 年卫生部开始实施 GMP（2010 年版）

《药品生产质量管理规范（2010 年修订）》（以下简称"新版药品 GMP"）于 2011 年 3 月 1 日起施行。新版药品 GMP 修订的主要特点如下。

一是加强了药品生产质量管理体系建设，大幅提高对企业质量管理软件方面的要求。

二是全面强化从业人员的素质要求。明确药品生产企业的关键人员必须具有的资质和应履行的职责。

三是细化了操作规程、生产记录等文件管理规定，增加了指导性和可操作性。

四是进一步完善药品安全保障措施，引入质量风险管理的概念，增加了供应商审计、变更控制、纠正和预防措施、产品质量回顾分析等新制度和措施，提高了无菌制剂生产环境标准，增加

---

① 《我国化学原料面临着市场需求和生产成本的双重压力》，http：//blog. sina. com. cn/s/blog_ 7df74c1d0101a313. html，2012 - 09 - 28。

了生产环境在线监测要求，提高了无菌药品的质量保证水平。

为鼓励和引导药品生产企业尽快达到新版药品 GMP，国家食品药品监管局、国家发改委、工业和信息化部、卫生部四部委推出了以下七项措施。①

一是鼓励药品生产向优势企业集中。支持研发和生产、制造和流通、原料药和制剂、中药材和中成药等企业之间的上下游整合，支持企业开展兼并重组、资源整合，实现规模化、集约化经营，提高产业集中度。对企业兼并重组或企业集团内部优化资源配置而发生的药品技术转让注册等申请，进一步提高审评审批速度，由省级药品监督管理部门进行技术审评、生产现场检查以及质量保证体系审核。符合要求的，报国家药品监督管理部门审批。药品生产企业主动放弃全厂或部分剂型生产改造的，可按照上述要求，将其现有药品技术在规定期限内转让给已通过新修订药品 GMP 认证的企业。但一个剂型的药品技术仅限于一次性转让给一家企业。注射剂等无菌药品生产企业应在 2014 年 12 月 31 日前、其他类别药品生产企业应在 2016 年 12 月 31 日前按上述要求提出药品技术转让注册等申请，同时申请注销相应药品生产许可和药品批准文号。

二是鼓励优势企业尽快通过认证。对已经通过世界卫生组织或药品检查国际公约组织（PIC/S）成员单位药品 GMP 认证检查的企业或其他基础较好、质量保证体系完善、既往药品 GMP 认证检查中未发现严重缺陷项目的企业，通过优先安排检查等措

---

① 张东风：《推进新版 GMP 加快实施》，《中国中医药报》2013 年 1 月 10 日；《鼓励药品生产企业尽快达到新修订 GMP 的七项措施》，《中国医药报》2013 年 1 月 9 日。

施，鼓励其全部生产线一次性通过认证。对已经通过世界卫生组织或药品检查国际公约组织（PIC/S）成员单位药品 GMP 认证检查的生产线，药品监督管理部门对其检查工作复核认为符合我国新修订药品 GMP 要求后，可予直接通过认证。

三是限制未按期通过认证企业的药品注册。药品生产企业未在规定期限内通过新修订药品 GMP 认证的，药品监督管理部门将暂停其相应剂型的药品注册审评审批。注射剂等无菌药品生产企业自 2014 年 1 月 1 日起、其他类别药品生产企业自 2016 年 1 月 1 日起，如不能提交相应剂型的新修订药品 GMP 认证证书，不受理其新申报生产的注册申请，已经受理的此类申请暂停审评审批。待上述企业提交相应剂型新修订药品 GMP 认证证书后，方可受理或重新启动审评、审批程序。新建药品生产企业（车间）除外。

四是严格药品委托生产资质审查和审批。注射剂等无菌药品自 2013 年 7 月 1 日起、其他类别药品自 2015 年 1 月 1 日起，受托方未取得相应剂型新修订药品 GMP 认证证书的，药品监督管理部门一律不批准其药品委托生产申请。对已经批准的委托生产，受托方相应类别药品如在 2013 年年底前或 2015 年年底前未通过新修订药品 GMP 认证，逾期应停止受托生产。对于确已开展新修订药品 GMP 改造但尚未在规定期限内通过认证的企业，在停产改造期间可委托已通过新修订药品 GMP 认证的企业生产，注射剂等无菌药品可委托生产至 2014 年 12 月 31 日，其他类别药品可委托生产至 2016 年 12 月 31 日。生物制品和中药注射剂不得委托生产。

五是充分发挥价格杠杆作用。价格主管部门制定和调整药品价格时，要充分考虑实施新修订药品 GMP 对企业生产成本的影响。对通过新修订药品 GMP 认证的产品，经国家药品监督管理部门认定，达到国际水平的，实行合理的价格倾斜政策。

六是实行药品集中采购优惠政策。在药品集中采购中坚持质量优先、价格合理。进一步完善药品质量评价体系，将生产企业相应品种或剂型通过新修订药品 GMP 认证作为质量评估标准的重要指标。在基本药物集中采购中，如果有通过新修订药品 GMP 认证生产企业的产品参与投标，其他未通过新修订药品 GMP 认证企业的同种产品，不再进入商务标评审阶段；在非基本药物集中采购中，要积极研究探索设立单独的产品类别，并进一步加大 GMP 认证的评分权重。对于执行统一定价的药品，优先从相应品种或剂型通过新修订药品 GMP 认证的企业采购。

七是支持企业药品 GMP 改造项目。通过产业振兴和技术改造等方式，对企业新修订药品 GMP 改造项目给予支持，调动企业实施改造的积极性。支持有条件的企业建设符合国际标准的制剂生产线，组织实施生产质量体系国际认证，带动我国药品生产质量保证水平与国际接轨。

（二）2011 年国务院下发《中华人民共和国国民经济和社会发展第十二个五年规划纲要》①

2011 年 3 月，国家"十二五"规划提出，健全覆盖城乡居民的基本医疗保障体系，进一步完善城镇职工基本医疗保险、城

---

① 曾亮亮：《医保扩容孕育巨大产业机遇——解读"十二五"规划纲要之十》，《经济参考报》2011 年 4 月 11 日。

镇居民基本医疗保险、新型农村合作医疗和城乡医疗救助制度。建立和完善以国家基本药物制度为基础的药品供应保障体系，加强药品生产管理，整顿药品流通秩序，规范药品集中采购和医疗机构合理用药。

医疗保险的扩容和以基本药物制度为基础的药品供应保障体系将对我国医药产业产生重大的变革。未来五年，我国的制药企业将面临极其复杂的产业机会，有的制药企业可能会越来越强，有的制药企业可能会被淘汰。一方面，处方药市场的优胜劣汰加速，具有品种优势、新药研发优势的强势企业将最终生存下来，越来越占据垄断地位；另一方面，非处方药市场将迎来一个更加激烈的竞争时代，全民医疗保险的消费分流，每个制药企业的市场份额可能会相应萎缩，如何形成自己的品牌优势将成为医药企业的核心竞争力。

未来五年也是中国生物医药行业调整的关键时期。国家通过政策引导和扶持等多种手段，促进中国生物医药行业的整体升级和调整。医药流通行业同样面临重组与发展的机会，预计到"十二五"期末，我国医药流通市场的总规模将达到9000亿元，保持年增长10%的速度。未来，国内医药流通企业的兼并重组将成为常态。在"十二五"完成整合之后，中国医药市场将会形成众多医药公司、少数流通大企业、众多医院药店的商业业态。这种状态决定了医药流通企业的利润率有可能大幅上升。

我国医药进出口将在"十二五"期间迎来巨大的发展机遇。2011~2015年，将有销售额为770亿美元的专利药到期，专利失效释放出的巨大市场容量，对中国医药企业是巨大的发展机遇。

（三）2011 年国家食品药品监督管理总局下发《关于进一步做好中药材质量监管工作的通知》

2011 年 5 月，国家食品药品监督管理总局正式下发《关于进一步做好中药材质量监管工作的通知》，要求中药制剂及中药饮片生产企业制定二氧化硫残留量限度指标，作为企业物料检测内控标准。此文件的出台进一步规范了中药材及中药饮片质量监管工作。

（四）2011 年商务部发布《全国药品流通行业发展规划纲要（2011～2015）》

2011 年 5 月 5 日，商务部发布《全国药品流通行业发展规划纲要（2011～2015）》，明确了行业发展的目标和任务，并提出实施的保障措施，将有利于规范行业的进一步发展，对大型流通企业构成重大实质性利好。

该纲要提出 2011～2015 年，是实现深化医药卫生体制改革目标的关键时期，也是药品流通行业结构调整和转变发展方式的关键时期。中央提出加快建立药品供应保障体系，发展药品现代物流和连锁经营，规范药品生产流通秩序，建立便民惠民的农村药品供应网等任务，迫切要求行业必须加快结构调整，转变发展方式，实现科学发展。

该纲要明确提出具体发展目标：形成 1～3 家年销售额过千亿元的全国性大型医药商业集团，20 家年销售额过百亿元的区域性药品流通企业；药品批发百强企业年销售额占药品批发总额 85% 以上，药品零售连锁百强企业年销售额占药品零售企业销售总额 60% 以上；连锁药店占全部零售门店的比重提高到 2/3 以上。县以下基层流通网络更加健全。骨干企业综合实力接近国际分销企业先进水平。

纲要还提出要通过完善法律法规和政策体系、改善药品流通行业发展环境、加强药品流通理论研究和人才队伍建设等方面来促进和保障我国医药产业的健康发展。

（五）2011年卫生部下发《抗菌药物临床应用管理办法》[①]

2011年5月16日，卫生部相继发布了《抗菌药物临床应用管理办法（征求意见稿）》和《2011年全国抗菌药物临床应用专项整治活动方案》，进一步加强了抗菌药物的购用管理。征求意见稿提出，严格控制抗菌药物数量，三级医院抗菌药物品种原则上不超过50种，二级医院抗菌药物品种原则上不超过35种。同一通用名称注射剂型和口服剂型各不超过2种，处方组成类同的复方制剂1~2种，三代及四代头孢菌素（含复方制剂）类抗菌药物口服剂型不超过5个品种，注射剂型不超过8个品种，碳青霉烯类抗菌药物注射剂型不超过3个品种，氟喹诺酮类抗菌药物口服剂型和注射剂型各不超过4个品种，深部抗真菌类抗菌药物不超过5个品种。医疗机构抗菌药物采购目录要向核发其"医疗机构执业许可证"的卫生行政部门备案。医疗机构住院患者抗菌药物使用率不超过60%，门诊患者抗菌药物处方比例不超过20%。

一般的三级医院抗菌药品种过多，此次管理办法若能落到实处，医院抗菌药品种必然缩减。并且可以淘汰行业中过剩的产

---

① 焦雅辉：《2011年全国抗菌药物临床应用专项整治活动方案》，http：//wenku. baidu. com/view/d72e3af27c1cfad6195fa7ce. html，2011 – 07 – 13。

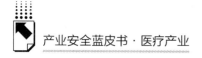

品，将一些成本控制比较差、质量控制不好的企业淘汰掉，对大型企业会有利，对小规模企业可能不利。

（六）2012 年国家知识产权局发布《关于加强中医药知识产权工作的指导意见》

2012 年 6 月，国家知识产权局发布《关于加强中医药知识产权工作的指导意见》。该指导意见指出，中医药知识产权是我国知识产权战略的重要领域，中医药知识产权工作是中医药行业在新形势下的一项新的重要任务。确定的总目标是，进一步完善现行知识产权制度，逐步建立符合中医药自身特点的中医药传统知识和中药资源等专门保护制度，形成中医药知识产权综合保护与利用体系，提高中医药行业知识产权创造、运用、保护和管理能力。

（七）2013 年国家食品药品监督管理总局发布新修订的《药品经营质量管理规范》

新修订的《药品经营质量管理规范》（以下简称药品 GSP）正式发布，将于 2013 年 6 月 1 日起正式实施。这是我国药品流通监管政策的一次较大调整。与现行规范相比，新修订药品 GSP 对企业经营质量管理要求明显提高，特别是增强了流通环节药品质量风险控制能力。

参考文献

［1］刘旭：《医药产业探求结构性变化》，《国际商报》2013 年 2 月 19 日。

［2］陈锴：《老字号新课题：建立"人型"管理模式》，《中国医药报》

2009 年 11 月 26 日。

[3] 董笑非：《优秀医药研发技术管理人才何处寻》，《中国医药报》 2013 年 3 月 27 日。

[4] 《我国医药制造业现代化水平分析与测评》，http：//www. china. com. cn/news/zhuanti/09gyh/2009 – 05/09/content _ 17749437. html，2009 – 05 – 09。

[5] 《哈药总厂周边硫化氢超标千倍 废渣直接倾倒河边》，http：// finance. ifeng. com/news/corporate/20110606/4113187. shtml，2011 – 06 – 06。

[6] 宁晚：《重要产业面临潜在危机 保护野生资源刻不容缓》，《中国 高新技术产业导报》2009 年 4 月 13 日。

[7] 王晓琨：《我国野生药材资源前景堪忧》，《首都医药》2011 年 10 月 8 日。

[8] 夏金彪：《跨国药企在华热衷临床试验背后有哪些秘密》，《中国经 济时报》2013 年 2 月 26 日。

[9] 郭玉环：《医药企业营销渠道现状及策略研究》，吉林大学硕士学 位论文，2008。

[10] 《医药行业分析报告》，http：//wenku. baidu. com/view/742c6b3d376 baf1ffc4fade3. html，2012 – 11 – 29。

[11] 《中药"走出去"如何不再只卖给海外华人》，http：//finance. qq. com/a/20130327/000396. html，2013 – 03 – 27。

[12] 《我国化学原料面临着市场需求和生产成本的双重压力》，http：// blog. sina. com. cn/s/blog_ 7df74c1d0101a3l3. html，2012 – 09 – 28。

[13] 张东风：《推进新版 GMP 加快实施》，《中国中医药报》2013 年 1 月 10 日。

[14] 《鼓励药品生产企业尽快达到新修订 GMP 的七项措施》，《中国医 药报》2013 年 1 月 9 日。

[15] 曾亮亮：《医保扩容孕育巨大产业机遇——解读"十二五"规划 纲要之十》，《经济参考报》2011 年 4 月 11 日。

[16] 焦雅辉：《2011 年全国抗菌药物临床应用专项整治活动方案》，http：// wenku. baidu. com/view/d72e3af27c1cfad6195fa7ce. html，2011 – 07 – 13。

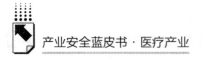
Factors Influencing the Security and Development of the Pharmaceutical Industry

Qin Shangbin

Abstract: Although China's pharmaceutical industry is growing rapidly, the potential safety hazard exists. This paper shows the status and potential safety hazard of China's pharmaceutical industry in terms of innovation, labor, environment, foreign capital, competition and policy etc. The disadvantage of China's pharmaceutical industry safety will be also displayed through combining with the real-life case. A great deal of laws and regulations related to the pharmaceutical industry safety have been made, but the development of China's pharmaceutical industry will be restricted by factors , such as the weakness of innovation ability, the deficiency of capital, the shortage of high and new technology and senior management personel and the pressure from environmental pollution.

Keywords: Innovation; R&D; Imitation; Policy

B.4
基于产业安全理论的医药产业安全评价

佟 东　常思纯＊

摘　要：

　　产业安全理论是指导产业安全实践的基础理论，在产业安全的理论指导下，本文运用科学的分析方法，将我国产业安全发展中存在的问题以及威胁我国医药产业安全的主要因素定量化，以更加客观的视角分析医药产业安全问题，同时也为维护医药产业安全、推进医药产业健康发展提供借鉴。

关键词：

　　产业安全理论　医药产业安全　评价

一　中国医药产业控制力评价

（一）外资市场控制率

外商投资的重要目的之一是为了扩大市场份额，实现对东道

＊　佟东，经济学博士，北京交通大学中国产业安全研究中心博士后，现任北京印刷学院文化产业安全研究院院长助理，助理研究员；常思纯，法学博士，北京交通大学中国产业安全研究中心博士后，现任中国社会科学院日本研究所助理研究员。

国市场的控制。21 世纪以来外商为了实现这一目的，加强了产业内并购，谋求在产业内的垄断地位。分析 FDI 对我国产业市场的控制程度，可用外资市场控制率指标。[①]

自改革开放以来，已经有来自世界各地 20 多家大型跨国制药企业在我国合资或独资设立公司。由于其在批发、分销、配送等方面具有的独特优势，外资企业很容易进入中国市场，并在中国市场占有一席之地。通过外资市场控制率来反映外企控制中国产业市场的程度，从而得到其对中国医药产业安全的影响情况。外资市场控制率越高，产业安全受影响的程度越大。我们用外资企业销售收入与国内规模以上企业总销售收入的百分比来计算外资市场控制率，具体公式如下：

$$外资市场控制率 = \frac{外资企业销售总收入}{产业销售总收入} \times 100\%$$

从表 1 和图 1 都可以得到，我国医药产业的外资市场控制率在 2000 ~ 2004 年呈下降趋势，2005 ~ 2009 年呈上升态势，之后到 2011 年又开始呈现下降的趋势。最高水平为 2009 年的 28.02%，最低水平为 2004 年的 19.82%，平均值为 23.96%。近 12 年来，我国的外资市场控制率一直维持在 25% 左右，国际通行的外资市场控制警戒线标准是 30%。可以看到我国的外资市场控制率在我们可接受范围之内，但是由于我国医药产业存在企业规模小、行业集中度低、技术含量低且缺乏自主知识产权的药品等问题，外资企业对于我国医药产业安全的影响仍不可忽视。

---

① 卜伟、谢敏华、蔡慧芬：《基于产业控制力分析的我国装备制造业产业安全问题研究》，《中央财经大学学报》2011 年第 3 期，第 62 ~ 66 页。

表1 我国医药产业外资市场控制率

年份	外资企业销售收入(亿元)	产业总销售收入(亿元)	外资市场控制率(%)
2000	365.83	1627.48	22.48
2001	422.55	1924.39	21.96
2002	495.09	2279.98	21.71
2003	576.69	2750.68	20.97
2004	636.97	3213.00	19.82
2005	967.03	4019.83	24.06
2006	1186.56	4718.82	25.15
2007	1508.61	5967.13	25.28
2008	1995.96	7402.33	26.96
2009	2545.87	9087.00	28.02
2010	3030.97	11417.30	26.55
2011	3551.71	14484.38	24.52

注:"销售收入"2000~2004年对应的是统计年鉴中的"产品销售收入",2005~2011年对应的是统计年鉴中的"主营业务收入";"产业总销售收入"在2000~2006年的统计口径为"全部国有及规模以上非国有工业企业主要指标",2007~2011年的统计口径为"按行业分规模以上工业企业主要指标";"外资销售收入"在2000~2006年的统计口径为"三资工业企业",2007~2010年的统计口径为"外商投资和港澳台商投资工业企业"。

资料来源:根据2001~2011年《中国统计年鉴》有关数据整理计算得到。

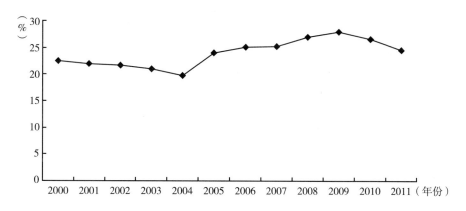

图1 我国医药产业外资市场控制率

（二）外资股权控制率

近几年来，随着中国医药市场的对外开放，国外企业纷纷通过并购、参股或独资等方式扩大对中国的投资。截至 2011 年，列入我国外资 500 强名单的医药企业共有 14 家。其中，外方控股的医药企业有 13 家，如西安杨森外方控股 52%，天津中美史克外方控股 55%。[①]

外资股权控制率是从股权角度反映外资对国内产业控制的程度。一般来讲，单个企业外资股权份额超过 20% 便达到对该企业的相对控制，超过 50% 即达到对该企业的绝对控制[②]。可用医药业外资工业企业所有者权益与规模以上工业企业所有者权益的百分比来计算我国医药业外资股权控制率。具体公式如下：

$$外资股权控制率 = \frac{外资工业企业所有者权益}{规模以上工业企业所有者权益} \times 100\%$$

从表 2 和图 2 中可以看出，我国医药产业的外资股权控制率在 2000 ~ 2011 年这 12 年的变化趋势：自 2000 年开始下降，2001 ~ 2003 年都在 18.5% 附近徘徊，2004 年后呈现缓慢上涨的趋势，从 2009 年开始，又有小幅回落。可以说，12 年的中国外资股权控制率的波动幅度并不大。12 年的平均值为 22.91%，总体来说，外资企业对于中国的医药制造业一直处于相对控制的状态。

---

① 许铭：《外资企业对华医药领域投资对我国医药产业安全的影响》，《经济研究参考》2011 年第 12 期，第 34 页。
② 张金鑫、徐森、谢纪刚：《外资并购对我国医药产业安全的影响》，《财政研究》2010 年第 2 期，第 56 ~ 59 页。

表2　我国医药产业外资股权控制率

年份	外资企业所有者权益(亿元)	产业所有者权益(亿元)	外资股权控制率(%)
2000	255.33	1204.31	21.20
2001	274.65	1478.43	18.58
2002	314.62	1702.76	18.48
2003	370.39	1986.96	18.64
2004	480.78	2323.78	20.64
2005	591.16	2672.60	22.12
2006	684.81	3011.91	22.74
2007	885.56	3530.36	25.08
2008	1119.41	4094.23	27.34
2009	1421.69	5009.17	28.38
2010	1672.86	6197.56	26.99
2011	1859.44	7523.01	24.72

注："产业所有者权益"在2000~2006年的统计口径为"全部国有及规模以上非国有工业企业主要指标"，2007~2011年的统计口径为"按行业分规模以上工业企业主要指标"；"外资所有者权益"在2000~2006年的统计口径为"三资工业企业"，2007~2011的统计口径为"外商投资和港澳台商投资工业企业"；其中，2004年的所有者权益数据由2005年和2003年的数据取平均值所得。

资料来源：根据2001~2012年《中国统计年鉴》有关数据整理计算得到。

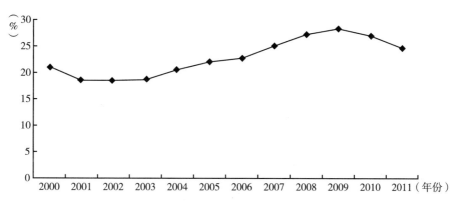

图2　我国医药产业外资股权控制率

很多外资企业利用其在医药制造业的一些经济技术优势，通过外商直接投资的方式发展外资控股企业，而由于中国企业没有能力增资扩股，进而外资比例相应上升，企业渐渐演变成外商控股企业。因此，我们应当重视外资股权控制率的大小，通过产业结构等方面的优化来在一定程度上控制外商直接投资的比例，从而保障医药产业经济安全。

（三）外资技术控制率

单个企业的外资技术控制率与国产化率之和为1。因而，可以首先通过国产化率计算单个企业的外资技术控制率，然后将单个企业的外资技术控制率按产值加权平均，即可计算出产业的外资技术控制率。

本文由于数据的限制，用国家总体的数据来计算。外资技术控制率一般可以用外资研发费用控制率、外资专利控制率和外资新产品控制率来表示，它从技术的角度反映外资对国内产业控制的情况。这三个指标越高，外资技术控制率越高，产业发展安全所受的影响程度也就越大。其中，外资研发费用控制率用外资研发费用与研发费用总额的百分比表示，外资专利控制率用外资企业拥有发明专利数与该产业拥有的总发明专利数的百分比表示，外资新产品控制率用外资企业新产品产值与该产业全部新产品产值百分比表示。有的时候，也会直接用外资研发费用控制率来表示外资技术控制率。具体公式如下：

$$外资研发费用控制率 = \frac{外资研发费用}{研发费用总额} \times 100\%$$

$$外资专利控制率 = \frac{外资企业拥有发明专利数}{产业拥有的总发明专利数} \times 100\%$$

$$外资新产品控制率 = \frac{外资企业新产品产值}{产业全部新产品产值} \times 100\%$$

由于 20 世纪 90 年代之前，中国《专利法》不承认外国药品专利，国内企业可以自由仿制国外的专利药品，导致新药研制严重滞后，绝大多数企业没有研制新药的能力，我国至今也没有能在国际市场上叫响的西药品牌药，研发领域呈现规模小、能力弱、人才严重不足的特点。据统计，我国近年来生产的 837 种西药制剂中，有 97.4% 为仿制药，新药的比例不足 3%。也就是说，几乎全部的先进制药技术来自国外，新药市场基本为外资公司控制，整个产业的对外技术依存度非常高。[1]

从图 3 和表 3 中，我们可以看到近些年来，外资技术控制率虽然某段时期处于下降趋势，但是总体来说处于上升趋势，尤其是研发费用控制率。说明我国虽然一直坚持科学发展，强调技术进步对于我国发展的重要作用，并且在技术上面取得了一定的成绩。但是，在技术方面，我国医药产业安全面临威胁。我国应当增加医药产业研发费用支出，加大力度鼓励我国企业进行专利发明，发展创新研发能力，摆脱外资对我国工业技术控制的危机。

表 3 我国医药产业外资技术控制率

单位：%

年份	研发费用控制率	专利控制率	新产品控制率
2000	22.65	15.9	18.95
2001	24.67	18.91	18.34

---

[1] 许铭：《外资企业对华医药领域投资对我国医药产业安全的影响》，《经济研究参考》2011 年第 12 期，第 34 页。

续表

年份	研发费用控制率	专利控制率	新产品控制率
2002	16.35	7.01	20.12
2003	18.91	15.94	14.69
2004	22.43	20.87	17.90
2005	23.31	21.94	19.09
2006	26.62	24.13	18.66
2007	30.68	19.27	22.70
2008	30.39	22.03	25.34
2009	29.19	18.50	24.81
2010	28.90	19.45	18.89

资料来源：根据2005年、2010年、2011年《中国高技术产业统计年鉴》有关数据整理计算得到。

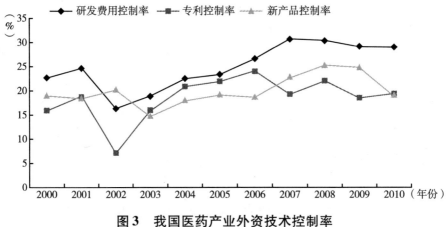

图3 我国医药产业外资技术控制率

二 中国医药产业对外依存度评价

（一）产业资本对外依存度

资本对外依存度反映国内产业的生存和发展对外国资本的依

赖程度，可以用当年国内产业的外资固定资本投资额与产业固定
资本投资额之比来衡量：

$$资本对外依存度 = \frac{外资固定资本投资额}{产业固定资本投资额} \times 100\%$$

由图 4 和图 5 我们可以看出，我国医药产业利用外资规模整
体趋势是不断扩大的，这是我国深化经济体制改革、不断扩大市场
开放度的结果。外商投资的增加大大加速了我国医药产业的发展。

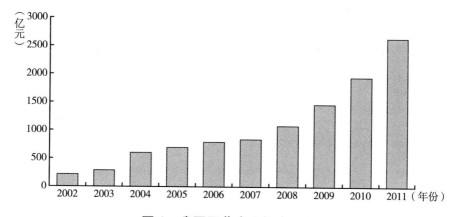

图 4　我国医药产业投资总额

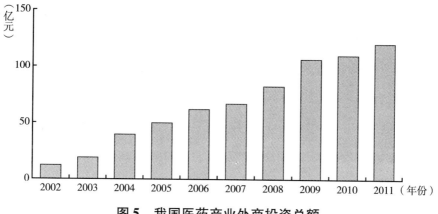

图 5　我国医药产业外商投资总额

资本依存度为医药产业中"三资"企业的总资产占整个行业总资产的比例。如表4和图6所示,尽管外资不断进入我国的医药生产领域,但是我国医药产业的资本对外依存度一直保持在一个较低的水平,自2001年以来对外资本依存度一直低于10%。总的来看,对外资本依存度不高。外商直接投资反映了国外资本进入中国医药产业的态势,从现有的数据来看,外商投资的金额虽逐年增加,但其占行业总投资的比例自2008年起开始呈下降趋势。

表4 我国医药产业资本对外依存度

年份	投资额合计(亿元)	外商投资总额(亿元)	资本对外依存度(%)
2002	218.17	12.09	5.54
2003	282.18	18.18	6.44
2004	594.5	39.5	6.64
2005	696.1	49.7	7.14
2006	759.9	62.2	7.82
2007	843.5	66.8	7.92
2008	1073.2	82.2	7.66
2009	1454.3	106.5	7.32
2010	1941.6	109.6	5.64
2011	2648.9	121.5	4.59

资料来源:根据2003~2012年《中国统计年鉴》有关数据整理计算得到。

(二)产业技术对外依存度

技术对外依存度是产业技术引进经费与研究开发(R&D)经费支出之比。该指标反映国内产业的生存对国外技术的依赖程度:

$$技术对外依存度 = \frac{产业技术引进经费}{产业研发经费内部支出} \times 100\%$$

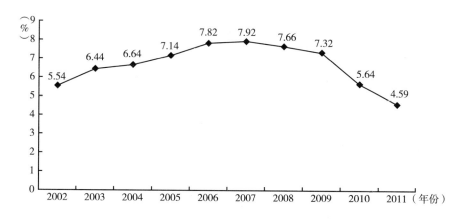

图6 我国医药产业资本对外依存度

技术对外依存度为国外引进技术经费与国内研究开发经费的比例，由表5和图7可以看出，2000～2004年，我国医药产业的技术对外依存度较高，这主要是由于这期间我国创新能力较低，生产的西药主要是仿制药，新药的比例很低。也就是说几乎全部的制药技术来自国外，新药市场基本为外资公司控制，整个产业的对外技术依存度非常高。从2003年起技术对外依存度开始下降，到2005年技术对外依存度下降到8.96%，并且仍呈快速下降趋势。这是由于"十五"期间，国家加大了技术进步和技术创新的投入，设立了"创新药物和中药现代化"重大科技专项，重点加强了新药研究开发体系的建设和创新药物的研制，实施了现代中药、生物医学工程、生物新药等高技术产业化专项，促进了新型中成药大品种、先进工艺技术与装备、新型饮片和提取物、常用大宗药材及濒危稀缺药材繁育等技术的产业化。但不容忽视的是，医药制造业仍存在技术创新能力弱、企业研发投入低、高素质人才不足、创新体系有待完善等问题。

表5 我国医药产业技术对外依存度

年份	R&D经费内部支出（亿元）	技术引进经费（亿元）	技术对外依存度（%）
2000	13.47	4.51	33.51
2001	19.25	4.89	25.38
2002	21.64	6.58	30.43
2003	27.67	7.38	26.66
2004	28.18	5.75	20.40
2005	39.95	3.58	8.96
2006	52.59	3.21	6.10
2007	65.88	3.03	4.60
2008	79.09	4.5414	5.74
2009	99.62	4.2329	4.25
2010	102.44	4.8413	4.73

资料来源：根据2001~2011年《中国高技术产业统计年鉴》和2011年《中国科技统计年鉴》整理计算得到。

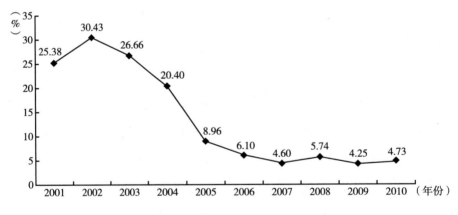

图7 我国医药产业技术对外依存度

总体而言，我国医药产业的创造力正在不断增强，但要依靠创新形成企业自主的核心竞争力还需要很多方面的配合，像

R&D 费用的投入、高素质的人才、完善的市场机制、有效的激励机制等，这些都有待加强。

（三）中成药出口占医药品出口比重

中成药是以中草药为原料，经制剂加工制成各种不同剂型的中药制品，包括丸、散、膏、丹各种剂型。是我国历代医药学家经过千百年医疗实践创造、总结的有效方剂的精华。2000～2011年中成药与医药品出口数量，以及中成药出口占医药品出口如表6所示。

表6　我国医药品及中成药出口情况

年份	医药品出口（万美元）	中成药出口金额（万美元）	中成药所占比重（%）
2000	178837	8468	4.74
2001	197845	9551	4.83
2002	232389.3	10302.5	4.43
2003	286086	10460	3.66
2004	323398	11344	3.51
2005	377808	12593	3.33
2006	448732	13745	3.06
2007	600602.4	15580	2.59
2008	810352.9	17435.1	2.15
2009	863514.2	16596	1.92
2010	1070482	19621	1.83
2011	1183326	23305	1.97

资料来源：根据2001～2012年《中国统计年鉴》相关数据整理计算得到。

从图8和表6中可以看出，中成药出口在我国医药品出口中所占比重极低，且呈逐年下降趋势。中成药是中华民族的宝贵资

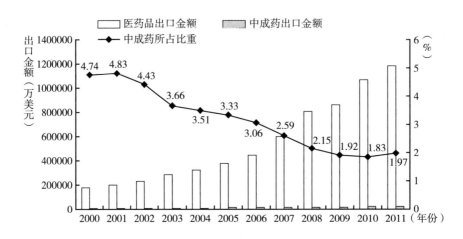

图8 我国中成药出口占医药品出口比重

源，随着中国"入世"及国际交流的不断扩大，中成药以其疗效独特、高安全性和低副作用在国际市场上占据了一席之地。中成药本应作为我国的优势产业，通过出口拉动我国经济增长，但它在医药品出口行业的极低比重证明它并没有发挥预期的效果，中成药的对外贸易还有很大发展空间和潜力。[1]

从表7和表8中可以看出，附加值较高的中成药出口在中药类行业出口所占比例较低，出口仍以附加值较低的中药材和提取物为主。在世界市场中，中国的中成药出口落后于日本与韩国。日、韩以较低的价格从中国进口中药材，经过自己的研发制成附加值较高的中成药，抢占中成药的国际市场，获取高额利润。在国际中药贸易中，韩国以高丽参为主，日本以饮片、颗粒为主，而中国以药材为主。[2]

---

① 张海燕：《浅析我国中药出口》，《时代经贸》2012年第5期，第114页。
② 韩爽：《发展中药出口贸易对策研究》，对外经济贸易大学硕士学位论文，2007。

表7 我国中药出口构成

单位：亿美元，%

年份	中药类出口总额		中成药(含保健品)		中药材		提取物	
	金额	增长率	金额	比例	金额	比例	金额	比例
2007	11.78	19.30	1.53	12.99	5.15	43.72	5.10	43.29
2008	13.09	11.12	1.50	11.46	6.30	48.13	5.29	40.41
2009	14.60	11.54	2.50	17.12	5.50	37.67	6.60	45.21
2010	19.44	33.15	3.54	18.21	7.75	39.87	8.15	41.92
2011	23.31	19.91	4.35	18.66	7.67	32.90	11.29	48.43

表8 2012年7月我国中药类行业出口统计

单位：万美元，%

药品名称	出口额	出口金额同比	出口价格同比	出口金额占比
中药类	19419.14	3.14	20.06	4.98
保健品	1624.05	−15.89	61.51	0.42
提取物	9322.95	0.8	0.73	2.39
中成药	2206.37	21.9	55.59	0.57
中药材及饮片	6265.77	7.32	10.47	1.61

由图9和表9可知，中成药虽然在中药出口中所占比重较低，但出口金额整体呈上升趋势。

目前中成药的出口仍以亚洲为主，亚洲是中成药出口的主导市场，对欧美市场开发不足。我国中成药出口市场相对稳定，但过分依赖亚洲市场，这一方面是由中西方文化差异较大导致的；另一方面也是因为欧美市场对于中成药药品的质量和其他方面要求高，而国内企业一般很难达到这样的要求。

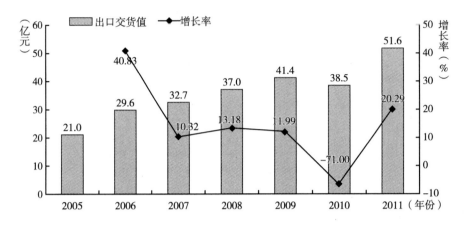

图 9　2005～2011 年中成药出口交货值增长趋势

资料来源：整理自中商情报网。

表 9　2009 年 1～2 月各地区或国家中成药出口按金额排序

排序	国家或地区	数量（吨）	出口额（万美元）	金额同比（%）
1	中国香港	481	768	-20
2	美国	160	158	14.3
3	日本	60	124	-56.63
4	马来西亚	116	120	25.83
5	新加坡	63	98.8	-5.56
6	英国	47	66	-32.06
7	加拿大	31.5	56	1
8	印度尼西亚	32	51	115.85
9	阿联酋	34.5	50.8	-51.01
10	加纳	56	46.5	-24.73

　　表 10 中的中成药出口 20 强企业不仅在出口的国际市场占有一席之地，更重要的是在国内市场上也是重要行业的主导企业，是中成药发展并通过其出口带动国民经济的重要支撑力量。

表 10　2011 年中成药出口 20 强企业排名

排名	企　　业	排名	企　　业
1	北京同仁堂股份有限公司	11	上海中华药业有限公司
2	漳州片仔癀药业股份有限公司	12	四川川大华西药业股份有限公司
3	北京同仁堂科技发展股份有限公司	13	厦门虎标医药有限公司
4	广州市医药进出口公司	14	深圳三九中医药投资发展有限公司
5	培力（南宁）药业有限公司	15	海关编码为 4416946023 的公司
6	天津中新药业集团股份有限公司	16	海关编码为 3107945135 的公司
7	天津天士力国际营销控股有限公司	17	上海市医药保健品进出口公司
8	苏州恒祥进出口有限公司	18	海南海药股份有限公司
9	云南白药集团股份有限公司	19	连云港康嘉国际贸易有限公司
10	兰州佛慈制药股份有限公司	20	上海市药材有限公司

资料来源：慧聪制药工业网。

（四）生物制药进口

生物制药即利用生物活体来生产药物的方法。有时特指利用转基因动植物活体作为生物反应器生产药物，如利用转基因玉米生产人源抗体、转基因牛乳腺表达人 α1 抗胰蛋白酶等。

我们吃的维生素、红霉素、林可霉素等，注射用的青霉素、链霉素、庆大霉素等就是用不同微生物发酵制得的。医药上已应用的抗生素绝大多数来自微生物，每个产品都有严格的生产标准。预测生物制药的研究进展，将广泛用于治疗癌症、艾滋病、冠心病、贫血、发育不良、糖尿病等多种疾病。

由表 11 和图 10 可知，我国生物医药制品进口以欧美为主，尤其是欧洲。这是因为欧美具有发达的生物制药产业。2012 年上半年，我国累计从 42 个国家和地区进口生物医药制品，欧洲和北美洲是主要进口市场，两个市场所占比重高达 96.44%。2012

年上半年，全国共有 356 家企业经营生物医药制品进口，进口额在 100 万美元以上的企业有 77 家。

表 11　2012 年上半年我国生物医药制品进口市场统计

单位：%

地区	亚洲	非洲	欧洲	拉美	北美洲	大洋洲
占比	2.88	0.14	67.07	0.10	29.37	0.43

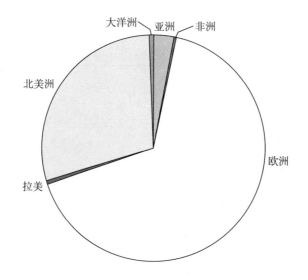

图 10　2012 年上半年我国生物医药制品进口市场统计

据医保商会采集中国海关数据统计，2012 年上半年，我国生物医药制品进出口总额为 11.94 亿美元，同比增长 50.65%。其中，出口额为 1 亿美元，同比增长 26.89%；进口额为 10.94 亿美元，同比增长 53.26%，进出口均呈现大幅增长的态势，后劲十足。①

---

① 曹钢：《中国生物医药进出口总体向上》，http：//www.chinamsr.com/2012/
0814/ 54925. shtml，2012 - 08 - 14。

2012 年上半年，我国生物医药制品进口十大贸易伙伴依次是美国、德国、瑞士、奥地利、法国、爱尔兰、西班牙、日本、荷兰和英国，所占比重达 93.55%。其中，仅美国、德国和瑞士所占比重就高达 67.71%，市场垄断特征非常明显（见表 12）。

表 12　2012 年上半年我国生物医药制品进口十大贸易伙伴

排　名	国　　家	排　名	国　　家
1	美　国	6	爱尔兰
2	德　国	7	西班牙
3	瑞　士	8	日　本
4	奥地利	9	荷　兰
5	法　国	10	英　国

另外，生物技术药物的发展极不平衡，取决于国家的科技实力和人民的生活水平，美国、欧盟、日本的生物制药三足鼎立，由表 12 也可看出，我国的生物制药主要进口国家均为它们。我们应学习其生物制药产业发展经验，提高自主创新能力。[①]

生化药品是指以生物化学方法为手段从生物材料中分离、纯化、精制而成的用来治疗、预防和诊断疾病的药品。比如氨基酸、肽、蛋白质、酶类。生化药品是生物制药产业的重要组成部分。

由表 13 和图 11 可知，生化药品进口比重近年来稳中有升，这说明我国生化药品产业的自主研发能力不足，在数量和质量上不能满足自身需求，这需要加快产业结构调整，不断优化生物制药产业。

---

① 胡显文、陈惠鹏、汤仲明、马清钧：《生物制药的现状与未来（一）：历史与现实市场》，《中国生物工程杂志》2004 年第 12 期，第 95～101 页。

表13　2009～2011年我国生化药进口比重

单位：万美元，%

年份	医药品进口金额	生化药进口金额	生化药进口比重
2009	670552	91412.68	13.63
2010	804051	107410.61	13.36
2011	1130809	204500	18.08

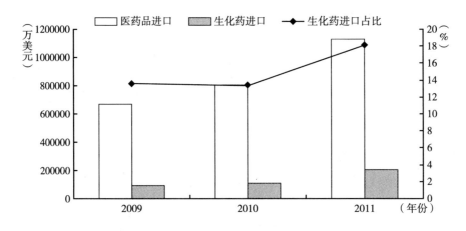

图11　生化药进口占医药品进口比重

三　中国医药产业国际竞争力评价

（一）医药品的国内市场占有率

国内市场占有率，是指国内消费中由国内生产的产品占国内市场消费的比重。[①]　具体公式如下：

———————

① 秦宝庭：《谈"国内市场占有率"》，《机械工业发展战略与科技管理》1995年第7期。

$$B = \frac{Y - E}{Y - E + I} \times 100\%$$

其中，B 代表国内生产产品的市场占有率，Y 代表国内生产产品的销售额（量），E 代表国内生产产品的出口额（量），I 代表国外产品进口额（量）。

医药品的国内市场占有率 =

$$\frac{规模以上医药制造业主营业务收入 - 医药品出口额}{规模以上医药制造业主营业务收入 - 医药品出口额 + 医药品进口额} \times 100\%$$

根据上面的公式和相关统计数据，我们对医药品国内市场占有率进行了计算，如表 14 和图 12 所示。为了方便起见，我们用行业规模以上医药制造业主营业务收入来代表医药品销售总额，以《中国统计年鉴》的统计口径为准。

表 14 我国医药品国内市场占有率

年份	医药品进口额（万美元）	医药品出口额（万美元）	行业规模以上医药制造业主营业务收入(亿元)	国内市场占有率（％）
2000	95253	178837	1627. 48	94. 93968
2001	73700	98600	1924. 39	96. 79577
2002	79000	113000	2279. 98	97. 09623
2003	170667	286086	1117. 26	86. 17429
2004	190235	323398	3213. 00	94. 92540
2005	231251	377808	4019. 83	95. 14244
2006	272685	448732	4718. 82	95. 25216
2007	388908. 7	600602. 4	5967. 13	94. 90668
2008	551682. 1	810352. 9	7402. 33	94. 69520
2009	670552. 0	863514. 2	9087. 00	94. 88504
2010	804051. 1	1070482. 0	11417. 30	95. 15613
2011	1130809. 4	1183325. 7	14484. 38	94. 94572

资料来源：根据 2001～2012 年《中国统计年鉴》整理计算得到。

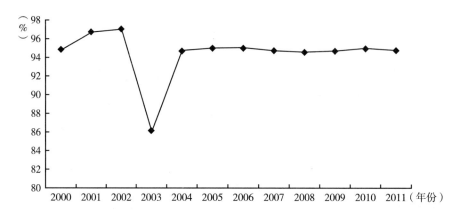

图12 我国医药品国内市场占有率

由以上数据可知，近12年来，除了个别年份（2003年医药品国内市场占有率为86%）之外，我国医药品国内市场占有率基本都稳定在94%以上，总体比较平稳。2003年，医药品国内市场占有率大幅度下降，跌到了86%左右，不难看出，由于"非典"的肆虐，确实影响了医药品的市场。在此之后，医药品国内市场占有率回升至正常水平。

（二）医药品的国际市场占有率

国际市场占有率是指一国的出口总额占世界出口总额的比重，可反映一国某产业或产品的国际竞争力或竞争地位的变化，比例提高说明该国该产业或产品的出口竞争力增强。公式如下：

$$国际市场占有率 = \frac{一国出口总额}{世界出口总额} \times 100\%$$

国际市场占有率越高，表示该产品所处的产业国际竞争力就越强，反之则越弱。2007年，全球医药市场销售创7120亿美元的新高。据国际货币组织（IMS）公布的统计数字，2009年全球医药市场总销售额为 8150 亿美元。其中，生物工程药品和生化药品的销售额合计为 1300 亿美元，通用名药的销售额为 900 亿美元。按销售额计算，排名前 3 位的大类药物为：中枢神经系统用药物（CNS）为 1250 亿美元；心血管病药物为 1100 亿美元；抗肿瘤药物为 750 亿美元。

据医药管理咨询公司 IMS Health 全球权威发布的报告显示，全球医药市场规模达到 8800 亿美元，并呈现以下三个特征：发达国家的医药市场由于专利药到期、财政紧缩而增长缓慢；新兴国家市场在全球医药市场的增长贡献逐渐增加，中国将成为世界第三大医药市场；新的方法和治疗手段将应用于创新药物的使用中（见图 13、表 15、表 16）。[①]

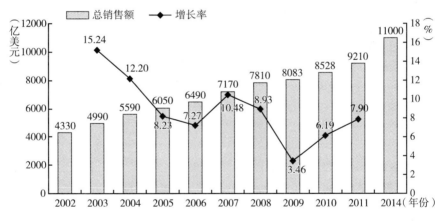

图 13　2002～2009 年全球医药市场销售额及增长率

资料来源：《2002～2009 年全球医药市场销售额及增长率》，http://www. askci. com/data/viewdata192377. html，2012－02－21。

---

① 《医药工业总产值》，http://wenku. baidu. com/view/355d6c6bb84ae45c3b358c4a. html，2012－01－11。

表 15　2002～2009 年全球药品市场销售额

年份	销售额(亿美元)	按恒定汇率计算的年增长率(%)
2002	5150	9.1
2003	5620	9.1
2004	6050	7.7
2005	6500	7.4
2006	6940	6.8
2007	7420	6.9
2008	7820	5.4
2009	8370	7.0

资料来源：IMS Health Market Prognosis（包括 IMS 审计的和未审计的市场）。

表 16　2009 年全球主要药品市场的销售及增长情况

区　域	2009 年销售额(亿美元)	2009 年增长率(%)	2008 年增长率(%)	2004～2009 年复合年增长率(%)	预测 2009～2014 年复合年增长率(%)
北美地区	3221	5.5	1.9	5.2	3～6
欧洲	2476	4.8	7.0	6.6	3～6
亚洲/非洲/大洋洲	1026	15.9	15.0	13.9	12～15
日本	903	7.6	2.1	3.9	2～5
拉美	4580	10.6	12.7	10.9	12～15
全球	8083	7.0	5.5	6.7	5～8

资料来源：IMS Health Market Prognosis（包括 IMS 审计的和未审计的市场）。

$$医药品的国际市场占有率 = \frac{中国医药品的出口总额}{全球医药市场出口总额} \times 100\%$$

　　根据公式计算，得到我国医药品近年来的国际市场占有率，如表 17 和图 14 所示。2002 年，我国医药品的国际市场占有率为 0.261%，到 2009 年，我国医药品的国际市场占有率达到了 1.069%，其间一直处于稳步上升状态。

表17 我国医药品国际市场占有率

年份	医药品出口额(万美元)	全球医药市场销售额(亿美元)	国际市场占有率(%)
2002	113000	4330	0.26097
2003	286086	4990	0.5733186
2004	323398	5590	0.5785295
2005	377808	6050	0.624476
2006	448732	6490	0.6914206
2007	600602.4	7170	0.8376603
2008	810352.9	7810	1.0375837
2009	863514.2	8080	1.0687057

资料来源：IMS Health Market Prognosis（包括 IMS 审计的和未审计的市场）；2001～2012 年《中国统计年鉴》。

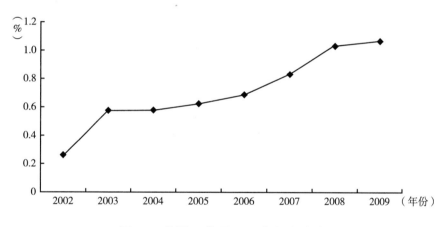

图14 我国医药品国际市场占有率

目前欧美成熟市场药品增速趋于停滞，而以中国、印度等国家为代表的新兴市场活力十足。预计 2015 年新兴市场药品市场规模占全球比重将从 2009 年的 18% 上升至 2015 年的 35%，未来将成为拉动全球药品消费增长的主力军；专利悬崖期的到来，非专利药市场份额将快速上升，也将推动以仿制药为主的中国医药企业有更多的机会拓展全球市场；同时在中国人口老龄化、疾病普遍化、保健意识增强、新医改持续推进等因素的刺激下，我国的医药行业在很长时间仍将保持刚性需求，而需求的不断扩容正是支撑医药行业长期发展的根本动力。现阶段的医药行业增幅回落是理性回归与适应性调整，是中国医药行业走向健康发展的必然之路。我们相信未来中国医药行业依然会朝气蓬勃，发展黄金 10 年的增长走势不会改变。①

（三）研发费用

研发费用是指研究与开发某项目所支付的费用。具体到医药产业，就是被用在研究新药品、新医疗器械以及疾病的治疗方法等方面的费用。

医药研究与开发的主要特点是"高科技、高投入、高风险、周期长"，并在客观上要求"高回报"。正因如此，医药产业的研究与开发必须要有充裕而持续的资金支持。改革开放以来，我国医药工业得到了前所未有的发展，并且随着医药工业规模的快速增长，医药企业的研发费用投入大幅度增长。这可以从 2003～2009 年大中型药品制造企业的新产品研发费用支出看出来，如表 18 所示。

表 18　我国医药产业研发费用支出增长

单位：亿元

年份	2003	2004	2005	2006	2007	2008	2009
总额	22.9	26.5	44.8	55.8	73.9	87.2	107.3

资料来源：《中国高技术统计年鉴》。

---

① 《2012 年全球及国内医药产业形势分析》，http://www.doc88.com/p-917955994885.html，2012-10-28。

图15为大中型药品制造企业2003～2009年新产品开发经费支出的折线图。由表18和图15中都可以看出，近几年来大中型医药企业在医药产业方面的研发投资逐年上升。但大中型国有及国有控股和"三资"企业却表现出不同的增长势头。图16显示国有企业及国有控股企业的研发投入增长速度比"三资"企业慢，占大中型制药企业研发经费比重持续下降，已和"三资"企业相差无几。这说明我国医药行业竞争激烈，且"三资"制药企业增长势头强劲。

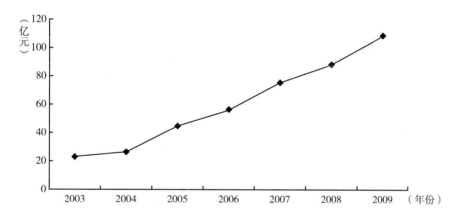

图15　我国医药产业研发费用支出增长情况

虽然我国医药产业研发投入近几年来有了快速的增长，但还是不能满足医药产业创新和竞争的需求。新药研究开发过程耗资巨大，国外通常开发一种新药需要2.5亿美元，有的甚至高达10亿美元。近年来新药创制的难度越来越大，单个新药的研发成本呈现不断上升的趋势。因此，跨国制药公司无不凭借医药研究与开发的巨大投入，获得竞争优势。相比之下，我国医药企业差距巨大。目前发达国家研发投入一般都占工业总产值的8%以上，而我国至今还不到2%，其对比如表19和图17所示。

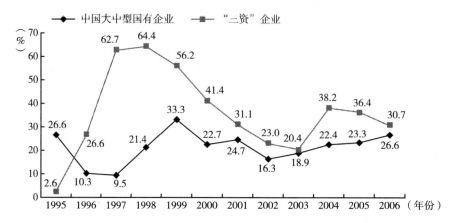

图16　中国大中型国有企业和"三资"企业的研发费用投入占比

资料来源：杨易成：《中国医药产业研发生产力研究》，天津大学博士学位论文，2009。

表19　2010年部分国家医药产业研发费用占工业总产值的比重

单位：%

国家	中国	美国	日本	德国	法国	英国
医药制造业	1.4	26.2	15.0	8.3	8.7	24.9

资料来源：《中国高技术统计年鉴2011》。

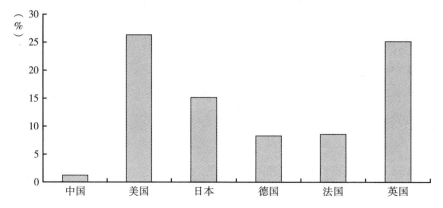

图17　2010年部分国家医药产业研发费用占工业总产值的比重

（四）产业集中度

产业集中度也叫市场集中度，是指市场上的某种行业内少数企业的生产量、销售量、资产总额等方面对此行业的支配程度，它一般是用这几家企业的某一指标（大多数情况下用销售额指标）占该行业总量的百分比来表示。一个企业的市场集中度如何，表明它在市场上的地位高低和对市场支配能力的强弱，是企业形象的重要标志。

改革开放以来，我国医药产业得到迅猛发展，每年以 10% 以上的速度增长。制药企业也从 20 世纪 80 年代初的 800 多家，增加到现在的 5700 多家。我国制药企业的所有制结构也发生了巨大变化，由单一的公有制演变为多种所有制共存的产业态势。值得一提的是，从 20 世纪 90 年代末以来，外资制药企业数量快速增长，所占市场份额不断提升，世界上最大的 25 家制药企业已有 20 余家在我国投资设厂。同时，我国不断出台相关产业政策，推动医药产业的健康发展。1988 年，国家药监局成立，1999 年，GMP 规范实施，制药企业呈现良性发展的态势，逐渐成为带动我国经济发展的新的增长点。2001 年，我国加入 WTO，关税壁垒下降，我国制药企业积极"走出去"；同时，越来越多的国外制药企业进入国内市场，我国医药产业迎来新的发展时机。从 2009 年开始，我国开始推行新的医疗体制改革方案，机遇与挑战又重新摆在我国医药产业面前。[①]

但是，中国的医药产业集中度不是很高。一直以来，我国的医药企业具有数量多、规模小的特点。从表 20 和图 18 可以看出，我国排名首位的制药企业的市场集中度一直在 3% 左右，排

---

① 艾广乾：《中国医药产业集中度实证研究》，青岛大学硕士学位论文，2010。

名前 4 位企业的市场集中度也不足 10%，排名前 8 位的制药企业市场集中度也在 16% 以下。这一方面，说明我国制药企业的模经济效应没有发挥；另一方面，说明我国制药企业资源较为分散，研发力量较弱，生产销售能力不强。众多制药企业争夺有限的医药市场，导致我国产业过度竞争。

表 20 我国医药产业集中度

单位：%

年份	首位企业的集中度	前 4 位企业的集中度	前 8 位企业的集中度
1998	2.6	7.2	12.6
1999	2.5	8.6	14.2
2000	2.9	9.5	14.4
2001	2.9	9.7	15.3
2002	2.7	9.1	14.1
2003	2.8	9.5	14.8
2004	2.8	9.7	15.1
2005	2.9	9.5	14.8
2006	3.1	9.8	15.3
2007	3.0	9.7	15.5

资料来源：艾广乾：《中国医药产业集中度实证研究》，青岛大学硕士学位论文，2010。

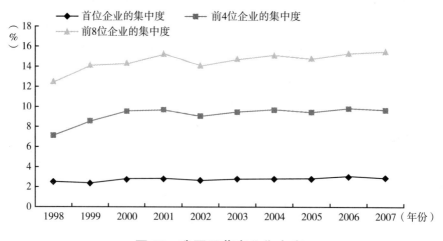

图 18 我国医药产业集中度

（五）专利数目

我国专利法规定可以获得专利保护的发明创造有发明、实用新型和外观设计三种，其中发明专利是最主要的一种。专利权的法律保护具有时间性，中国的发明专利权期限为 20 年，实用新型专利权和外观设计专利权期限为 10 年，均自申请日起计算。

表 21　我国医药产业专利申请情况

年份	中国专利申请总量（件）	年增长量（%）	医药卫生产业申请量（件）	年增长量（%）	医药卫生产业所占比例（%）
2001	179058	17.4	14647	1.5	8.2
2002	233091	30.2	16355	11.7	7.0
2003	277084	18.9	21804	33.3	7.9
2004	321351	16.0	24320	11.5	7.6
2005	394562	22.8	30964	27.3	7.8
2006	474442	20.2	34222	10.5	7.2
2007	551265	16.2	36159	5.7	6.6
2008	651583	18.2	41072	13.6	6.3
2009	752915	15.6	39232	−4.5	5.2
2010	615755	−18.2	29668	−24.4	4.8
累计	4451106		288443		6.5

资料来源：杨珂、王晓燕、董利民：《我国医药卫生产业 2000～2010 年专利统计分析》，《首都医药》2011 年第 18 期。

由表 21 可知，2001～2010 年，全国专利申请总量为 4451106 件，医药卫生产业申请量为 288443 件，占专利申请总量的 6.5%。全国专利申请总量逐年递增，并在 2009 年达到高峰；而医药卫生产业的专利申请量也逐年递增，并在 2008 年达到高峰；随后两三年申请量均有所回落。此外，医药卫生产业在

2003年、2005年增长势头强劲；而在2009年、2010年均出现较大的滑坡，年增长率出现负值，2010年达-24%。①

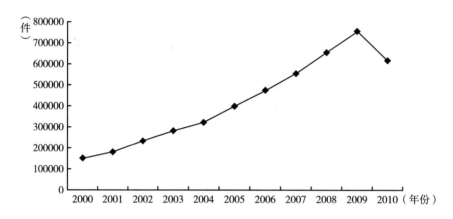

图19　中国专利申请总量变化

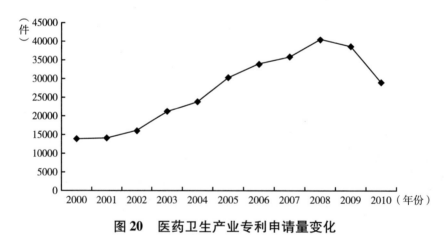

图20　医药卫生产业专利申请量变化

　　由表21、图19至图21可知，我国医药卫生产业的发明专利申请自2002年开始逐步增长，于2008年达到高峰，而在2009年、

① 杨珂、王晓燕、董利民：《我国医药卫生产业2000～2010年专利统计分析》，《首都医药》2011年第18期，第14～15页。

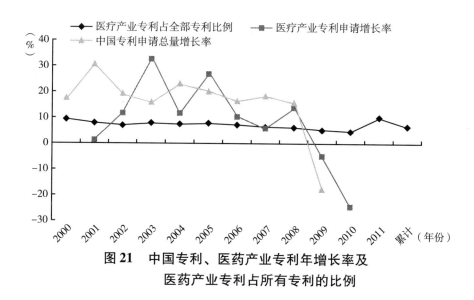

图21 中国专利、医药产业专利年增长率及
医药产业专利占所有专利的比例

2010年出现较大滑坡，年增长率出现负值，达 -36%；而实用新型专利自2000年开始逐步增长，于2009年达到高峰17887件，仅在2010年出现小幅回落。此外，实用新型专利的年平均增长率为16.1%，而发明专利仅为4.8%。我国医药卫生行业的稳步增长主要受益于2000年后国内经济高速发展，且在2000~2003年实施的一系列医疗卫生改革中，国家政策不断加大在医药卫生领域的投入所带来的直观体现。但增长中技术含量要求更高以及保护期限更长的发明专利增长略显不足。2007~2009年美国次贷危机引发国际金融危机，受其影响，各国经济呈现不同程度的下挫，直接导致医药卫生行业的投入直线下降以及申请量下降。同时由于专利申请量数据通常滞后于经济数据1~2年，而医药卫生产业先于总的申请量出现下滑，体现出医药卫生产业对整个国家的经济发展状况更加敏感。①

---

① 杨珂、王晓燕、董利民：《我国医药卫生产业2000~2010年专利统计分析》，《首都医药》2011年第18期，第14~15页。

表 22　各国在中国申请专利所占比例

排序	国　别	数　量(件)	比例(%)
1	美　国	9594	36.99
2	日　本	5423	20.91
3	瑞　士	1889	7.28
4	德　国	1743	6.72
5	法　国	1702	6.56
6	英　国	1639	6.32
7	荷　兰	958	3.69
8	意大利	606	2.34
9	瑞　典	505	1.95
10	丹　麦	347	1.34
	其　他	—	5.90

　　资料来源：王伟、唐莉、陈显友、何文瑶、丁川：《中国医药产业专利统计分析》，《科技管理研究》2006 年第 4 期，第 35 ~ 41 页。

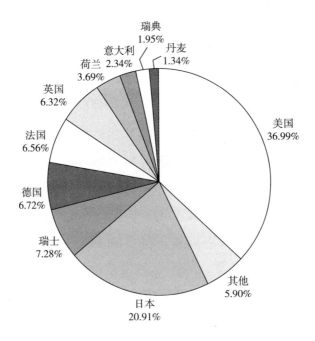

图 22　各国在中国申请专利所占比例

从表22和图22中可以看出，国外在中国专利申请有两个明显的特点：一是经济大国的优势明显，如1985～2003年美国申请专利数目占国外在中国的化学药品原药制造、化学药品制剂制造、生物制品专利申请总量25937件的36.99%，日本占国外专利申请总量的20.91%，二者已占了总数的五成以上。二是除上述二者之外，排在前十名的全部是发达国家，可见，越是发达国家越重视医药专利的申请。

四　中国医药产业国内环境评价

（一）工业总产值

过去10年，我国七大类医药工业总产值保持快速增长，从2002年的2419亿元增长到2011年的15707亿元（见表23），复合年增长率为23.10%。2011年增长率达27.19%。

表23　我国医药工业总产值及增幅

年　份	2002	2003	2004	2005	2006	2007	2008	2009	2010	2011
工业总产值（亿元）	2419	3013	3518	4449	5340	6718	8381	9946	12349	15707
比上年增长（%）	15.77	24.56	16.76	26.47	20.02	25.79	24.76	18.68	24.15	27.19
占GDP的比重（%）	2.00	2.22	2.22	2.24	2.46	2.53	2.67	2.92	3.10	3.33

注：全国医药工业系指七大子行业的总和，包括化学原料药、化学药品制剂、生物制剂、医疗器械卫生材料、中成药、中药饮片。

资料来源：南方医药经济研究所：《中国医药经济运行分析系统》。

从表23中可以看出，医药产业产值占GDP的比重逐年增加，从2002年占GDP的2%增加到2006年的2.46%再到2011

年的 3.33%。从各大子行业的产值增长情况看,"十一五"期间,我国七大类医药工业总产值的复合年增长率为 23.32%。受原料药出口价格下降、抗生素分级使用、环保压力等因素影响,化学原料药和化学药品制剂工业总产值增幅低于全行业平均水平,"十一五"的产值复合增长率分别为 17.21% 和 23.34%;2011 年化学原料药工业总产值为 3082 亿元,同比增长 25.0%(见表 24、表 25 和图 23)。

表 24　我国化学原料药工业总产值及增幅

年份	2002	2003	2004	2005	2006	2007	2008	2009	2010	2011
工业总产值(亿元,现价)	637	713	841	1163	1289	1546	1782	1969	2432	3082
比上年增长(%)	10.23	11.91	18.04	38.24	10.84	19.95	15.27	11.62	19.15	25.00

资料来源:南方医药经济研究所:《中国医药经济运行分析系统》。

表 25　我国医药产业产值

年份(亿元)	全国医药工业总产值	比上年增长(%)	化学原料药工业总产值	比上年增长(%)	化学制剂工业总产值	比上年增长(%)	中成药工业总产值	比上年增长(%)	生物制药工业总产值	比上年增长(%)
2002	2419	15.77	637	10.23	753	18.07	724	35.52	158	30.64
2003	3013	24.56	713	11.91	956	26.98	776	7.27	246	55.79
2004	3518	16.76	841	18.04	1088	13.81	830	6.92	272	10.25
2005	4449	26.47	1163	38.24	1259	15.69	1020	22.84	337	24.09
2006	5340	20.02	1289	10.84	1501	19.25	1228	20.42	422	25.37
2007	6718	25.79	1546	19.95	1881	25.29	1472	19.91	601	42.26
2008	8381	24.76	1782	15.27	2406	27.92	1705	15.83	870	44.75
2009	9946	18.68	1969	11.62	2877	20.81	2054	21.70	1084	25.98
2010	12349	24.15	2432	19.15	3474	20.79	2614	21.77	1346	18.39
2011	15707	27.19	3082	25.00	4231	24.10	3500	33.70	1592	23.50

资料来源:南方医药经济研究所:《中国医药经济运行分析系统》。

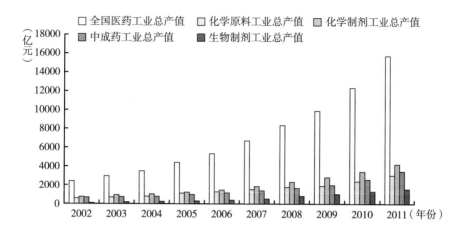

图 23　我国各类医药工业生产总值比较

由于医药内需保持稳定，2011 年化学制剂工业总产值为4231 亿元，同比增长 24.1%（见表 26）。

表 26　我国化学制剂工业总产值及增幅

年份	2002	2003	2004	2005	2006	2007	2008	2009	2010	2011
工业总产值（亿元，现价）	753	956	1088	1259	1501	1881	2406	2877	3474	4231
比上年增长（%）	18.07	26.98	13.81	15.69	19.25	25.29	27.92	20.81	20.79	24.10

资料来源：南方医药经济研究所：《中国医药经济运行分析系统》。

受国家实施中药现代化等因素拉动，我国的中成药工业取得了长足的进展，"十一五"期间的复合年增长率为 20.79%，2011 年中成药工业总产值达到 3500 亿元，同比增长 33.7%（见表 27）。

表 27　我国中成药工业总产值及增幅

年份	2002	2003	2004	2005	2006	2007	2008	2009	2010	2011
工业总产值（亿元，现价）	724	776	830	1020	1228	1472	1705	2054	2614	3500
比上年增长（%）	35.52	7.27	6.92	22.84	20.42	19.91	15.83	21.70	21.77	33.70

资料来源：南方医药经济研究所：《中国医药经济运行分析系统》。

而生物制药行业是我国医药工业快速发展的生力军，"十一五"期间的复合年增长率为33.61%，发展到2011年，实现产值1592亿元，同比增长23.5%（见表28）。

表 28　我国生物制药工业总产值及增幅

	2002	2003	2004	2005	2006	2007	2008	2009	2010	2011
工业总产值（亿元，现价）	158	246	272	337	422	601	870	1084	1346	1592
比上年增长（%）	30.46	55.79	10.25	24.09	25.37	42.26	44.75	25.98	18.39	23.50

资料来源：南方医药经济研究所：《中国医药经济运行分析系统》。

总体上说，2002～2011年，全国医药工业总产值呈现一个稳步上升的态势，中成药工业也不例外，除2003年和2004年两年，都在以一个相对比较高的增速在增长，维持在20%左右，主要原因在于国家政策的大力支持和引导。

（二）工业销售收入

我国七大类医药工业销售收入从2002年的2365亿元增长到2011年的15178亿元，过去10年的复合年增长率为22.94%。"十一五"期间，我国七大类医药工业销售收入保持快速增长，复合年增长率为 24.40%，2011 年 15178 亿元，同比增长 28.90%（见图 24）。

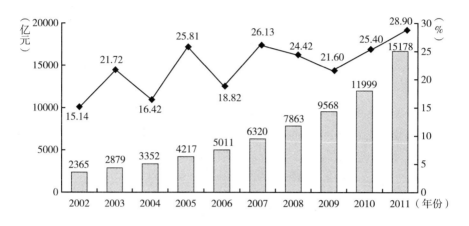

图 24　我国医药工业销售收入及增幅

资料来源：南方医药经济研究所：《中国医药经济运行分析系统》。

自南方医药经济研究所 2005 年开始对制药百强企业进行统计分析以来，发现中国制药工业百强企业整体规模不断壮大。2005～2011 年，制药工业百强销售收入的复合年增长率为 24.96%，高于同期制药工业整体销售收入复合年增长率的 22.34%。2011 年，中国制药工业百强销售规模已经达到 5524 亿元，同比增长 27.01%，高于 2011 年制药工业收入的增长速度 24.86%（见图 25）。

（三）工业利润率

21 世纪初，我国医药工业的销售利润率仅为 8.65%，此后的 7 年间，工业销售利润率一直徘徊在 8%～10%之间，在 2006 年滑落到近 10 年的低点。经过 4 年的规范化发展，尤其是 2007

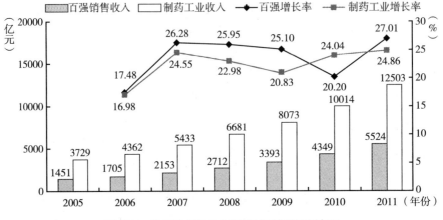

图 25　我国制药工业百强规模增长情况

注：制药工业百强统计范围包括化学原料药、化学制剂、中成药、中药饮片、生物制剂五大子行业。

资料来源：南方医药经济研究所：《中国医药经济运行分析系统》。

年之后新医改的酝酿实施，医药工业的利润水平稳步提高。2008年，工业利润率回升到10%以上，2009年为11.03%，2010年为11.57%。然而，进入2011年，在成本与价格的双重压力下，医药工业平均利润率降至10.34%（见图26）。

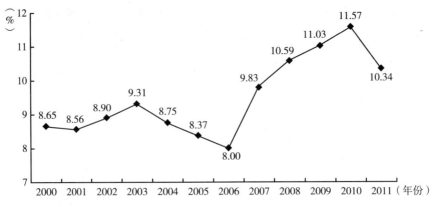

图 26　我国医药工业利润率变化情况

资料来源：南方医药经济研究所：《中国医药经济运行分析系统》。

从图 26 可以看出，历年医药工业的利润率都保持着最低 8% 的高增长率，从 2000 年到 2003 年利润率逐年增加，然后从 2003 年到 2006 年又逐年下降，接着从 2006 年的 8% 上升到 2010 年的 11.57%，而从 2010 年又有下降的趋势。

"十一五"期间，我国七大类医药工业利润总额的复合年增长率为 36.70%。2011 年，受上游生产成本上涨和下游终端价格下降双重挤压，我国医药工业的盈利增速有所回落，实现利润总额 1589 亿元，同比增长 23.19%（见图 27）。其中，生物制剂工业累计实现利润 206.69 亿元，增幅再次回落，仅 6.45%，不仅是各子行业中最低的，同时也是生物制剂工业近年的盈利低点。化学原料药和化学药品制剂工业的利润增幅也有所下滑，分别同比增长 20.99% 和 12.80%，实现金额 248 亿元和 442 亿元。中成药利润总额略有提高，为 372 亿元，同比增长 40.42%。在国家政策调控下，中药饮片价格有所回落，利润空间开始缩小，2011 年实现利润 64 亿元，同比增长 65.34%。

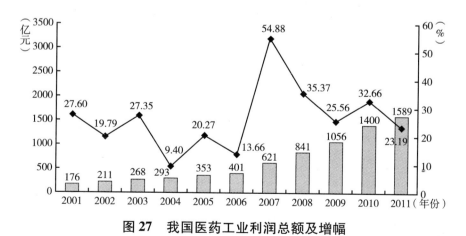

图 27　我国医药工业利润总额及增幅

资料来源：南方医药经济研究所：《中国医药经济运行分析系统》。

从图 27 可以看出，2001～2011 年，医药产业的利润总额是逐年增加的，并且 2007 年的增幅达到最大 54.88%，从 2007 年开始增幅又逐渐下降。

（四）就业增长率

由表 29 和图 28 可以看出，2003～2011 年，我国医药产业的从业人数持续增长，从 111.7 万人增加到 167.4 万人，可见这几年医药产业所占比重增加。就业人数增长率总体呈上升趋势。在 2006～2007 年、2008～2009 年增长率出现小幅回落，在 2009～2010 年增长率有较大幅度增长。

表 29　我国医药产业就业人数及增长率

年　份	2003	2004	2005	2006	2007	2008	2009	2010	2011
就业人数（万人）	117.7	118.5	122.77	129.4	133.2	140.4	147.5	162.6	167.4
增长率（%）	—	0.71	3.59	5.37	2.98	5.40	5.04	10.24	11.26

资料来源：《中国医药市场发展蓝皮书》，http://www.askci.com，2012 - 11 - 02。

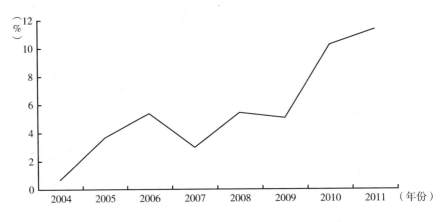

图 28　我国医药产业就业增长率

（五）劳动生产率

在此我们统计全员劳动生产率，具体公式如下：

$$全员劳动生产率 = \frac{产量或增加值}{全部从业人员平均人数}$$

由表 30 和图 29 可以看出，2003～2011 年，我国医药产业的劳动生产率有了稳定的大幅度增长，在短短的 9 年内增长了 266%，医药产业的总产值增长了 421%，在 2010 年时首次突破 10000 亿元。

表 30　我国医药产业劳动生产率情况

年　份	2003	2004	2005	2006	2007	2008	2009	2010	2011
总产值（亿元）	3013	3518	4449	5340	6718	8381	9946	12349	15707
就业人数（万人）	117.7	118.5	122.77	129.4	133.2	140.4	147.5	162.6	167.4
劳动生产率（亿元/万人）	25.6	29.69	36.24	41.28	50.43	59.69	67.43	75.95	93.83

资料来源：《中国医药市场发展蓝皮书》，http://www.askci.com，2012－11－02。

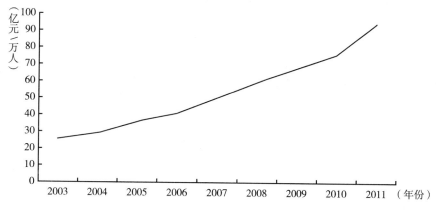

图 29　历年医药产业劳动生产率

（六）医药产业能耗

由表 31 和图 30 可以看出，2001～2009 年，医药制造业综合能源消费量呈现一个整体上升的趋势，虽然有些年份，如 2001～2002 年、2003～2004 年增长幅度比较小，但是从整体上看，这些年来医药制造业能源消费量由 841.15 万吨标准煤增长到 1354.58 万吨标准煤。

表 31　我国医药产业能耗

年份	医药制造业能源消费量 （万吨标准煤）	各产业消费总量 （万吨标准煤）	所占比率 （%）
2001	841.15	134915	0.62
2002	845.44	148221.13	0.57
2003	1025.78	170943	0.6
2004	1040.6	203227	0.51
2005	1122.39	223319	0.5
2006	1161.06	246270	0.47
2007	1183.14	265583	0.45
2008	1360.49	291448	0.47
2009	1354.58	306647	0.44

资料来源：根据 2002～2010 年《中国统计年鉴》整理计算得到。

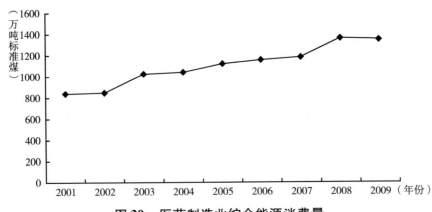

图 30　医药制造业综合能源消费量

由图 31 可以看出，2001～2009 年，各行业能源消费总量呈现稳步上升的趋势，几乎以一个相同的增长率进行增长，这可能与中国这几年一个相近的 GDP 增长率有关系。能源消费总量随着中国经济总量的稳步增长而稳步增长，同时这也说明了一个现实，这几年中国的整体能源利用率没有明显的改变。

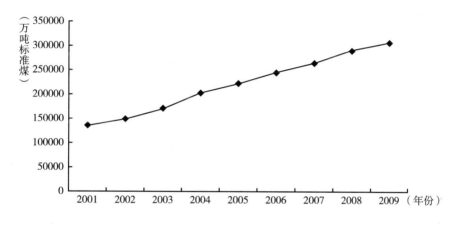

图31　我国各行业能源消费总量

由图 32 可以看出，医药制造业能源消费量占各行业总体能源消费量的比例整体上呈现一个下降的趋势，虽然 2002～2003 年和 2007～2008 年有一个小幅的反弹，但是这并不影响整体下降的趋势。虽然我们从图 30 中已经得到，医药制造业能源消费量的绝对数量在逐年提升，但是正如图 31 中呈现的各行业能源总消费量也在逐年提升且增长速率要更大一些，因此医药制造业能源消费量占各行业总的能源消费量的比例即相对数量是下降的。这可能是因为医药制造业在这几年一直在追求技术进步，引进先进的设备，提高了能源利用率，从而高于社会平均水平。

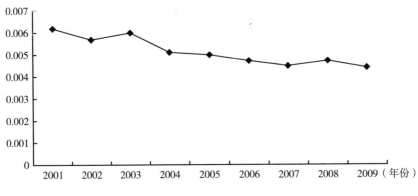

图 32　能源消耗所占比率

参考文献

［1］《2002～2009 年全球医药市场销售额及增长率》，http：//www. askci. com/data/viewdata192377. html，2012－02－21。

［2］《2012 年全球及国内医药产业形势分析》，http：//www. doc88. com/p－917955994885. html，2012－10－28。

［3］艾广乾：《中国医药产业集中度实证研究》，青岛大学硕士学位论文，2010。

［4］卜伟、谢敏华、蔡慧芬：《基于产业控制力分析的我国装备制造业产业安全问题研究》，《中央财经大学学报》2011 年第 3 期。

［5］曹钢：《中国生物医药进出口总体向上》，http：//www. chinamsr. com/2012/0814/54925. shtml，2012－08－14。

［6］韩爽：《发展中药出口贸易对策研究》，对外经济贸易大学硕士学位论文，2007。

［7］胡显文、陈惠鹏、汤仲明、马清钧：《生物制药的现状与未来（一）：历史与现实市场》，《中国生物工程杂志》2004 年第 12 期。

［8］李孟刚：《产业安全理论研究》，经济科学出版社，2012。

［9］秦宝庭：《谈"国内市场占有率"》，《机械工业发展战略与科技管理》1995 年第 7 期。

［10］ 王伟、唐莉、陈显友、何文瑶、丁川：《中国医药产业专利统计分析》，《科技管理研究》2006 年第 4 期。

［11］ 许铭：《外资企业对华医药领域投资对我国医药产业安全的影响》，《经济研究参考》2011 年第 12 期。

［12］ 严浩瑄：《医药市场概述》，http：//wenku. baidu. com/view/9e4c5830433239680 11c92b9. html，2010 - 12。

［13］ 杨珂、王晓燕、董利民：《我国医药卫生产业 2000 ~ 2010 年专利统计分析》，《首都医药》2011 年第 18 期。

［14］《医药工业总产值》，http：//wenku. baidu. com/view/355d6c6bb84-ae45c3b358c4a. html，2012 - 01 - 11。

［15］ 张海燕：《浅析我国中药出口》，《时代经贸》2012 年第 5 期。

［16］ 张金鑫、徐淼、谢纪刚：《外资并购对我国医药产业安全的影响》，《财政研究》2010 年第 2 期。

［17］《中国医药市场发展蓝皮书》，http：//www. askci. com，2012 - 11 - 02。

Pharmaceutical Industrial Security Evaluation Based on the Theory of Industrial Security

Tong Dong   Chang Sichun

Abstract：The theory industrial security is the basic theory of industrial security practice. Based on this theory, we use scientific methods to analysis the problems that exist in China's industrial development and the main factors threatening the security of pharmaceutical industry in China in a more objective perspective. And it provides the reference for maintaining the security of the pharmaceutical industry and promote the development of the pharmaceutical industrial security.

Keywords：The Theory of Industrial Security；The Security of Pharmaceutical Industry；Evaluation

B.5
以科学发展观为指导
维护我国医药产业安全发展

秦尚彬 *

摘　要：

医药产业安全的维护和平稳发展需要从多方面着手。第一，应完善相关政策和法律法规，在制度上给予保障；第二，医药产业主体单位还要加强研发力度，增强自身研发创新能力，提高自身的国内控制力和国际竞争力；第三，要加快完善我国的医药创新体系，避免国内企业之间恶性循环和无序竞争；第四，充分地利用外资优势，结合我国情况实现跨越式发展；第五，要加强医药产业安全管理，避免不必要的风险。总之，医药产业安全的维护需要多维度、多层次、多方面加强调整。

关键词：

知识产权　研发　创新体系　外资　管理

医药产业安全形势严峻，在产业的各个方面都需要作出必要的调整和改进。总的来说，我们应遵照国家规划制定的总体方针

＊ 秦尚彬，北京大学肿瘤学博士，现就职于北京大学第一医院。

政策，全面贯彻落实科学发展观，不断增强我国医药企业的自主创新能力和适应复杂国际竞争环境的能力，根据国内外医药市场的需求开发产品和提供服务，增强我国医药企业自身竞争力和各企业之间的协同发展能力，最终增强医药产业对自身的控制力以及参与国际竞争的能力。通过增强自我产品研发能力、科学管理能力、良性竞争发展能力和调整出口商品结构、外贸主体结构、国际市场结构、贸易投资方式以及发挥行业组织的协调作用，促进贸易、科技研发和产业间的有机结合。我国医药产业安全的维护和健康发展的持续需要从多个方面、多个层次、多个阶段全面做出调整和优化。企业是产业发展的主体，国内外市场是产业发展的导向，新药研发和新技术的创新是产业发展的动力，建立属于自己的独特品牌是产业发展的关键。同时，整个产业结构也应该做出相应的调整，通过优势企业兼并劣势企业，优化资源配置，建立医药产业群，还应规范药品出口管理，通过新药出口和高附加值药物出口代替原料药及低附加值药物出口模式实现我国医药产业的"走出去"战略，逐步增强我国医药产业对本国产业的控制力，增强产业抵御外来竞争的能力，从而提升我国医药产业的国际竞争力，加快实现由医药大国向医药强国的转变，从根本上确保我国医药产业安全。

一　法律与政策上的完善①

我国医药产业的法律法规目前还存在不完善、不能适应产业

---

① 刘黎、顾建平：《中国医药制造业安全问题研究》，苏州大学硕士学位论文，2008。

发展的环节和现象。主要表现在：医药虚假、欺诈性广告充斥媒体和报纸，假冒伪劣产品的治理不力开始由城市向农村转移，药品不良反应申报和赔偿制度没有详细的规定，医药产品知识产权的保护还没有得到普遍重视等。以上因素都是造成医药市场混乱的因素。中药是我们的国药，一直是我国引以为傲的产品。但是我国一直没有制订现代中药标准和规范，还是任由民间随意生产，也没有制定适于中药发展的价格形成机制和税收政策，中药的注册审批也没有规程可循，知识产权的立法还需要制定和完善。跨国制药企业占领着我国的高端药品市场，究其原因还是因为我国制药企业自主研发创新能力非常弱，一直都没有属于自己的新产品。尽管我国制药企业数量超过5000家，但是主要依靠仿制药和低附加值药艰难度日。通过价格战在同行中间相互厮杀，相互挤占对方的市场，压缩各自的利润，处于恶性竞争状态，造成国际竞争力极度低下，在一些新兴国家的高附加值药物竞争下，原先的国际市场空间进一步被压缩，处于危险境地。

另外，我国制药企业没有知识产权的知识和意识。有的企业在开发新产品前没有认真查阅文献贸然开展，耗费大量资金和人力后，最终发现已经被他人申请专利；也有的企业新产品开发后，缺乏在国外申请专利的意识，不能受到国外的专利保护，造成巨大损失。因此，我国需要进一步加强制药企业的知识产权的知识和意识，提高运用和管理知识产权的水平。知识产权知识缺乏的另一个表现是，我国医药产品出口到国外，如侵犯别国产品，就要立刻想办法解决，否则国外就会对我国产品提高戒备，减少我国医药产品的进口。总之，我们一定要认真研究和分析新技术的专利保护标准，比较研究国内外医药领域内的技术竞争，制订并实施有利于我国医药产业生存和发展的知识产权管理办法。预测分析国内外知识产权的发展方向，结合我国实际情况，提出有利于我国医药知识产权保护的政策，目的就是一个，有利于我国医药产业的发展，为医药产业的发展创造一个良好的环境。

产品质量一直都是产业竞争的重点。国家药品标准的提高对我国医药制造业的整体水平提高非常重要。我国需要参考国际标准，结合我国产业发展优先战略，全面提高国家药品质量，对某些具有产业战略意义的药品标准和规范作出更为严格详尽的规划。特别是基本药品、高风险药品、民族中药材及炮制方法等。药品的生产必须按照国家标准生产，不符合或达不到国家标准的产品，一律不得进入市场流通。我国是仿制药品生产大国，全面提高我国仿制药品质量标准可以提升我国仿制药品国际竞争力，有利于我国医药制造业从仿制药品向创新药品的生产转型。

除了药品质量标准，还要完善药品生产质量监管体系。要严格药品研制过程的监管。药品研制要有技术指导原则和研制规范，并且要制定合理的管理研制数据的国际标准，促进国际合作。提高药物临床研究监管水平，完善临床数据安全性监测。加强临床试验受试者保护，建立更严格的药物临床试验的社会参与风险管理标准。

二　加强研发力度，培养技术开发能力

加强研发主要是加大投入，通过产学研的有机结合，形成一个由政府主导、以企业为主体的发展模式。当然，投资的模式可

是多元的、多样的，除了政府投资外，有必要引入民间资本甚至外资。各级政府的主要工作是宏观调控而不是具体指导，政府可以通过经济、政策两个杠杆调节医药产业的发展。同时对一些重大科技攻关项目，政府应当投入研发资金。政府还应该鼓励金融机构增加对医药制造业的投入和借贷，扩大其生产规模，并对新技术新产品开发和测试阶段给予资金支持。还要鼓励医药企业积极参与国际合作和竞争，鼓励它们承包国际研发任务，学习国外先进科学技术，以产业联盟名义参与国际竞争与合作，以产业聚集地为单位参与国际合作。最终目的是利用外国资金优势、先进技术和科学的管理制度提升我国医药企业的整体水平。

同时，要培养医药制造业专业人才。数据显示，目前中国从事生物技术研究的科研人员达20万人，近年来，国外经济疲软，唯独中国经济发展强劲，因此回国的海归人员逐渐增多。尽管如此，他们大多集中于在中国的跨国药企中，如罗氏研发中心超过90%为本土人士。从一定意义上说，这是在变相掠夺我国的优秀人才。培养医药制造业所需要的专业人才主要在于人事制度的改革。我国的人事制度应摒弃"铁饭碗"和"大锅饭"的传统思维模式，企业不是按照个人对企业的贡献大小奖惩和发放工资，而是靠资历、工龄，这将大大挫伤优秀人才的积极性。因此企业应该重点在激励制度上进行革新，结合我国实际学习国外先进的人事制度。对优秀的员工和对企业有重要贡献的员工应积极给予优厚的工资与福利，通过入股、年终分红等多种形式奖励员工，并优先安排出国学习、参观访问等。对于掌握高新技术的专门人才，可以设立专项研发基金，鼓励其创新研发新药。对于高科技管理人才，应大胆放权，给予其在管理岗位上充分的自由，有利于其组建研发团队，开展新药的研发和新技术的创新。并且要择优让企业管理人才到国外进行交流学习，充分做到吸取跨国企业优秀管理经验。企业还应明确企业主管人员、市场开拓人员以及营销人员的职责及分配权益，制定出一套合理的、先进的人事奖励制度，充分调动其积极性。另外，企业的投资应重点倾向于人力资本投资，尤其是要培养和引进具有创新精神的高技术人才。医药企业是高技术企业，随着技术革新步伐的加快，新药产品更新周期也在加快，如果我国医药企业不能迅速调整目前的低效率、低技术状态，在未来的全球医药市场中可能面临着被淘汰的后果。

保证本国产业安全的根本是产业竞争力的全面提升。本国制药企业应立足我国产业发展的实际情况，在自身优势方面进一步实现突破，如在原料药物方面更加注重原料药物的质量，发展特色原料药物，对原料药物进行再加工，改善技术工艺水平，发展高附加值药物制剂。随着外国资本进入我国医药产业领域，我们应该充分利用外资的优势，学习国外先进的技术和管理经验，利用跨国公司在我国建立的生产、外包和培训基地以及研发中心，加快与外国制药企业的合作和竞争，逐步提升自身的生产和研发能力，并且打造具有特色和影响力的品牌形象，最终实现产业转型，尽早加入全球医药产业合作和竞争中。

医药产业内部结构的调整和资产重组主要是对国有经济和非国有经济的改革。国有经济主要是关系国计民生的支柱企业。国有经济的结构调整和资产重组关系到整个产业的稳定和国际竞争力。国有经济应调整产品结构，对有效的、常用的、利润低的药物生产，国有企业应担负起主要责任，保证国内市场的供应。选择性地参与高端药物的研发，充分发挥国有企业资金雄厚、技术工艺相对成熟的特点，在医药研发中实现重点突破，引领国内医药产业的发展。非国有经济在我国医药产业中比例偏低，因此，我们应该进一步扩大发展，充分利用民间资本和民间企业的力量加快医药产业结构的调整，使资源得到优化配置，人才合理流动。充分调动非国有企业灵活、有活力的特点，实现医药产业的有效发展。国有企业在引入其他资本的同时，务必保留国有企业在某些领域的主导地位，因为市场中企业以追求利润为目的，国有企业应该保证廉价有效的常用药品的供应。

三 加快完善医药创新体系①

创新是企业生存和发展的灵魂。医药新产品的研发和新技术的创新是医药企业生存发展、参与国际合作竞争的关键。医药新产品的研发和新技术的创新需要加大对医药基础研究的投入，我国制药企业普遍存在"融资难"的问题，因此基础研究主要还是需要政府投资。同时，政府有责任提高药物临床试验质量管理规范和药物非临床研究质量管理规范水平，从政策上引导我国新药的研发和新药临床试验。政府部门在财税政策上应给予医药产业适当支持，对新药研发高投入的企业给予特殊税收政策，以鼓励其对新药、新技术研发的投入。对中医药创新开发、过期专利药物的仿制和再创新、生物药物的仿制应给予政策和财政上的大

---

① 许铭、李娜：《浅析当前中国医药制造业产业安全状况》，《中国医药工业》2011 年第 12 期。

力支持和鼓励。缺乏资金是限制医药产业发展的重要因素。尽管政府加大基础研究投入，但是政府不可能照顾到产业的每个方面，因此，发挥资本市场的功能是解决资金的主要办法。建立资本市场首先应进行金融创新，鼓励风险投资进入医药研发领域，促进医药产品和技术交易市场的成熟和发展。企业的发展需要驱动力，而国有企业驱动力不足，需要进一步加大改革力度和深度，民营资本应该进入医药产业，加速国有企业的改革，尽快建立和完善现代医药产业的发展结构。中医药是我国的瑰宝，在现代医药产业中，必须重视中医药知识产权的保护，完善中医药保护的法律法规，规范注册行为，保护我国中医药避免流失，并且还要加大中医药创新的鼓励力度。

医药创新体系的建立还需要与医药出口结构相匹配，因为创新药物是为了满足国内外市场的需要，而不是为了创新而创新。目前，我国医药出口主要集中于原料药物及低附加值药物，而高新技术药物出口规模极小，且没有属于自身的特色产品。这导致我国医药产业在国际贸易中始终不能争取到主动地位，处处被动。因此，政府应该首先从政策上作出引导，利用政策和经济两种方式从宏观方面指导我国医药产业的出口。加大对特色药物和高附加值药物的出口补贴，形成鼓励具有自主品牌和高质量、高附加值原料药物出口的机制。除此之外，政府还应该加大高新技术和新产品研发的投入，特别是生物技术的研发投入，引进国外先进的管理经验和管理文化，培养出我国自己的生物技术人才和产品。同时，我国的医药企业也要改变发展模式，从注重数量、规模向注重质量、特色、品牌的模式转变，开发高质量产品、特色产品和高附加值产品，并且打造自己的特色品牌。通过多渠道融资加大对新技术、新产品研发的投入，逐步增强自身的研发能力和出口产品的种类。通过政府的指导和投资、企业自身的发展逐步扭转我国医药出口的结构，慢慢把握住国际贸易的主动权，彻底扭转我国在国际医药贸易中的形象。

四 合理利用外资企业实现我国医药产业的跨越式发展

我国医药产业的健康发展离不开外资企业。外资医药企业相对于我国医药企业有多种优势，而这些优势对医药产业的生存和发展至关重要。外资企业有先进的技术、高水平的加工工艺、雄厚的研发资本、掌握高技术的研发人才、先进的现代管理理念、成熟的创新体制、快速的技术或产品商业化的模式以及严格而规范的试验流程等。以上因素对医药企业的发展非常重要，而这些恰恰是我国医药企业所缺乏的。尽管外资企业通过并购、合资、独资等方式大举进入我国医药市场，但是，我们在与国外企业竞争的同时，也要善于比较学习，甚至展开合作。

随着我国经济的快速发展，国家在资金上已经不输于国外企业，我国某些企业的硬实力已经接近世界先进水平，但是在一些软实力上，我们还没有突破传统的束缚。尤其是企业内部的管理理念和制度建设，虽然这些在短期内可能看不到明显的成效，但这是一个企业生存的灵魂。有了雄厚资本和先进的、开放的管理理念与制度，必定能吸引优秀的、有潜质的人才，充分发挥每一个人的能力，开发新的技术和新的产品，逐步形成企业内部的创新机制。除此之外，政府也要对整个医药产业给予鼓励和支持，颁布适合产业发展的政策和规范，最终实现产业的发展壮大。

　　我国医药企业和医药产业应在多方面、多层次向国外企业学习，合作中学习，竞争中学习，始终把自己放在学生的位置。只有学习竞争对手的优势，才能了解竞争对手，才能实现更好的合作和竞争。无论是国外企业对于产品的研发还是产品的推广、售后服务等环节，我们都要向竞争对手学习。学习竞争对手不是为了学习而学习，而是为了壮大自己增强自己的竞争力，为了自身产业生存和发展的需要。总之，我们只有与国外企业合作竞争才能实现生存和发展。

五　加强管理，降低风险[①]

　　我国医药产业与国外相比，管理水平低、耗费高、效率低下。而管理水平低下是影响我国医药产业发展的重中之重。第一，组织结构要进行革新。组织结构的建设必须适合企业发展的需要，在如今药品市场快速发展的时代，决策的准确性要求非常高，而决策的层次多且复杂的程度决定了决策权力必须下放，否则，决策效率低下，势必影响到企业的发展。第二，加强人才的管理。人才是 21 世纪的核心竞争力，谁获得了顶级的人才，谁就占领了产业的制高点。人才的管理重点在于给予人才充分的发展空间和优厚的待遇，解决人才的一切后顾之忧，充分地发挥人

---

　　① 郑宝华、李东：《中国医药制造业产业安全及其评价研究》，南京航空航天大学博士学位论文，2010。

才的聪明才智，促进新技术和新产品的快速更新换代。第三，资金管理是企业管理的中心内容。我国企业资金管理的难题在于流动资金周转缓慢，这一直是影响企业发展的瓶颈。我们应该学习国外企业先进的财务管理办法，努力实现与国际接轨，破解财务管理难题。第四，质量管理革新。一直以来，我国医药产业只关注数量、规模，完全忽视了效率和质量。这终将使我国医药产业在国际竞争中处于被动挨打的地位，没有定价权，并且很容易被其他国家替代。因此，我国企业应该更加注重质量管理，生产高附加值药物，生产特色原料药物，打造属于自己的特色品牌。第五，物流管理革新。随着经济的快速发展，各企业之间、各产业之间、各国家之间的交往越来越紧密、越来越频繁，保障这一复杂紧密联系的就是现代物流体系。建立现代物流体系有利于资源和各种生产要素的有效配置，最大程度上提高生产效率和质量，降低生产成本和消耗。

国外技术贸易壁垒是国外企业限制我国企业发展的一种手段。欧美发达国家为了遏制发展中国家医药产业的发展，想方设法制定出各种技术标准、技术法规和认证制度，就是为了封锁发展中国家先进技术和产品的出口。因此，我国企业要突破国外企业的技术贸易壁垒。修订自己的药品生产质量管理规范，向国际GMP靠拢，而GMP是国际上公认的药品生产质量管理的基本制度。对于中草药，还需要符合欧洲GAP标准。目前发达国家制药行业中普遍推行HSE管理体系，并进行ISO14000认证，而国内企业的环保意识还比较薄弱。因此，我们必须积极引进和培养既懂GMP又有制药实践经验的专家型人才，使企业达到国际先进水平。

参考文献

［1］刘黎、顾建平：《中国医药制造业安全问题研究》，苏州大学硕士学位论文，2008。

［2］许铭、李娜：《浅析当前中国医药制造业产业安全状况》，《中国医药工业》2011 年第 12 期。

［3］郑宝华、李东：《中国医药制造业产业安全及其评价研究》，南京航空航天大学博士学位论文，2010。

Guided by the Scientific Outlook of Development, Keeping the Development of China's Pharmaceutical Industrial Security

Qin Shangbin

Abstract：The security and development of pharmaceutical industry should be considered from multi-aspects. Firstly, the related policies and regulations should be made completely to facilitate the development of pharmaceutical industry. The safeguard from institution is indispensable. Secondly, the main units of pharmaceutical industry must increase the funding of R&D and their own innovation abilities with the goal of improving the controlling capability of domestic industry and international competitiveness. Thirdly, the process of establishing pharmaceutical innovation system should be speeded up to avoid the vicious circle of domestic disorder competition. Fourthly, we could take the full advantage of foreign capitals combined with domestic resources to realize striding development. Finally, the safety management of pharmaceutical industry should be improved to avert any unnecessary risk. In summary, the safety and smooth development of pharmaceutical industry need to be taken into account from multi-dimensions, multi-levels and multi-aspects.

Keywords: Intellectual Property; R&D; Innovation System; Foreign Capital; Management

B.6
医疗器械产业安全特征及现状

李晓颖　王林*

摘　要：

本文分析了医疗器械产业安全的特征，明确了医疗器械产业安全对国家发展的重要性。进一步分析医疗器械产业的特征和我国医疗器械产业的发展现状，对于正确认识制约我国医疗器械产业安全的因素并制定相应政策、促进产业发展提供了参考，最后本文展望了医疗器械产业发展前景。

关键词：

医疗器械产业安全　产业特征　现状　前景

随着人民生活水平和健康意识的提高，人民对疾病诊断、预防及健康管理需求增强，中国老龄化趋势和城镇化趋势的扩大，国家对医疗卫生事业也越来越重视，也进一步推动了对医疗产业的需求，从而进一步推动了占医疗产业重要比重的医疗器械产业市场的需求。

医疗器械产业是高附加值、高新技术交叉与融合的行业，知

---

* 李晓颖，医学硕士，放射治疗专业，北京大学第一医院放射治疗科住院医师；王林，医学硕士，骨科专业，北京医院骨科住院医师。

识密集，资金密集，是一个国家制造业和尖端科技的标志，医疗器械产业的安全性与医疗产业乃至整个国家的产业安全都密切相关。但随着医疗技术的不断提高和医学检查方法的多元化发展，医疗检查费用在医疗费用中的占比也越来越高，成为百姓医药费用居高不下的重要原因之一。其中高端医疗设备检查费用占全部医药费用的相当大的比重，但国内80%的高端医疗器械市场被GE、西门子、飞利浦等几家跨国企业垄断①，跨国公司除了表现为对市场占有额的垄断，还表现为技术垄断。这些因素造成了高端医疗检查的价格居高不下，加重了群众医疗费用负担。医疗器械产业与国家医疗卫生事业发展、百姓健康需求密切相关，只有保障医疗器械产业安全，才能够促进国家医疗卫生事业的发展，满足人民的医疗卫生需求。加快扶持民族医疗器械产业，尤其是高端医疗器械产业的发展，才能缓解百姓"看病贵""看病难"的问题。

我国医疗器械产业安全是指国内医疗器械产业在公平的经济贸易环境下平稳、全面、协调、健康、有序地发展，我国医疗器械产业能够依靠自身的努力，在公平的市场环境中获得发展的空间，从而保证国民经济和社会全面、稳定、协调和可持续发展。② 我国民族医疗器械产业具有持续生存和发展的能力，本国资本保持着对本国医疗器械产业主体的控制，是医疗器械产业安全的重要标志。

---

① 《加快医疗器械产业发展缓解百姓"看病贵"》，http://www.anhuinews.com/zhuyeguanli/system/2010/07/19/003286223.shtml，2010 - 07 - 19。
② 昝欣：《产业安全责任是企业社会责任的升华》，《生产力研究》2010 年第 11期。

一 中国医疗器械产业安全特征

医疗器械是医疗卫生服务建设和医疗体系中最为重要的基础设备。近年来，随着国家对医疗机构的投入增加，我国各级医疗机构的医疗器械设备的整体水平有了很大提高。但是我国医疗器械产业仍存在比较多的问题，例如国产医疗器械技术含量偏低、高端器械依靠进口等。我国医疗器械产业安全有其自身的特征。

（一）医疗器械产业安全的战略性特征

医疗器械产业安全意义重大，它不仅关系到国计民生和国家经济的长远发展，还是国家经济安全的重要组成部分，关系着国家的经济权益和政治地位。因此，我们必须把医疗器械产业安全纳入国家战略发展中，从战略性的、宏观的、长远的高度去研究和重视医疗器械产业安全问题。确保本国医疗器械产业的安全可以使国家经济利益不受严重危害和威胁，因此从这方面讲医疗器械产业安全具有战略性特征。

《国务院关于加快培育和发展战略性新兴产业的决定》（以下简称《决定》）指出，战略性新兴产业是引导未来经济社会发展的重要力量。发展战略性新兴产业已成为世界主要国家抢占新一轮经济和科技发展制高点的重大战略。《决定》指出根据战略性新兴产业的特征，立足我国国情和科技、产业基础，现阶段我国重点培育和发展节能环保、新一代信息技术、生物、高端装备制造、新能源、新材料、新能源汽车七大产业。《决定》中提到的高端装备制造产业是指制造业的高端领域，具备以下特征①：①技术上高端，表现为知识、技术密集，体现多学科和多领域高、精、尖技术的集成。②价值链高端，具有高附加值特征。③处于产业链的核心部位，发展水平决定产业链的整体竞争力。该产业中的重大成套技术装备指国民经济各部门（农业、能源、交通、原材料、医疗卫生、环保等）、科学技术、军工所需的成套装备。大型医疗仪器和设备位居其中，同时也属于医疗器械产业的范畴。

因此，我们看到，医疗器械产业集资本、技术和知识密集型为一体，既是朝阳产业，更是战略产业，甚至随着经济的发展会成为中国经济未来的支柱产业，是经济安全涉及的重要领域，医疗器械产业安全具有战略性特征。

（二）医疗器械产业安全的综合性特征

医疗器械产业是一个多学科交叉、知识密集、资金密集型的高技术产业。比如 PET，作为分子影像学设备，其涉及的学科有核物理学、机械学、电子学、医学、分子生物学、软件学、分子影像学、药学等诸多领域，由数万个零件组成，技术门槛极高。随着机械、电子、化工等基础工业以及生物材料、传感器、计算机等新兴工业的快速发展，世界范围内已形成以高技术产品为核心，以实现整体解决方案为目标，汇集材料、电子、软件、通信、医学等近 70 个学科交叉融合的新格局，引领整个医疗器械

---

① 陆燕荪、闻犁：《高端装备制造产业是振兴装备制造业的突破口》，《电气技术》2010 年第 9 期。

产业快速发展。

医疗器械产业涉及领域众多，各产业之间存在相互关联、相互制约和相互影响，当某一产业的安全受到威胁时，可能产生连锁效应，影响到相关产业的正常发展。医疗器械产业安全的综合性还表现在影响产业安全的因素的复杂性、全面性上。从大的方面看，历史因素、政治体制、经济体制、自然环境和地理条件以及人员素质等都会对一国医疗器械产业安全产生影响。因此，不能把医疗器械产业安全问题简单地归结为某一方面因素作用的结果，而采取单一的手段去加以应对，这样难以从整体上维护医疗器械产业安全。

（三）医疗器械产业安全的紧迫性特征

在全球经济一体化的背景下，发展中国家通过对外开放政策不断引入国外医疗器械企业向国内投资，开拓市场，使得医疗器械产业安全问题变得日益紧迫。在这种背景下，就需要政府对医疗器械的产业安全加以重视，并分析影响该产业安全的要素，及时采取积极措施应对，促进产业健康发展。如果忽略医疗器械产业安全的重要性，必将给国民经济的发展和医疗卫生事业的发展带来安全隐患。因此，社会各界应当重视医疗器械产业的安全，促进我国医疗器械产业的健康发展。

目前我国高端医疗器械领域中，国外企业垄断现象严重，医院 80% 以上的大型诊疗设备为国外进口，价格昂贵，直接造成了医疗成本的上升，造成了"看病难""看病贵"的现象。在这一背景下，分析维护我国医疗器械产业安全对保证我国医疗产业安全、促进国民经济健康发展和医疗卫生事业改革顺利进行至关重要。

（四）医疗器械产业安全的层次性特征

医疗器械产业安全不仅包括医疗器械产业的内部安全问题，也包括与医疗器械产业相关的其他产业群的安全问题。在目前经济全球化的背景下，各国间日益形成了国际分工和国际产业优势差异。某一个国家的一些医疗器械产业竞争力相对较高，而另一部分医疗器械产业竞争力相对较弱，安全度较低。因此，在分析医疗器械产业安全的时候需要注意其层次性的特征，妥善处理医疗器械产业内部各产业间的关系，抓住主要产业、支柱产业、重点产业，充分保障其安全发展，对于相对地位较弱的部分医疗器械产业可以不作为主要发展对象。

高端医疗器械产业是医疗器械产业的重要组成部分，其安全程度严重影响着一国的医疗器械产业的整体状况，因此以高端医疗器械产业安全为支撑，有重点、有倾向地支持高端医疗器械产业发展是维护医疗器械产业安全的重要目标。

（五）医疗器械产业安全的动态性特征

医疗器械产业安全的动态性具有两层含义[①]：其一是指医疗器械产业安全问题是长期存在的，但具体在不同时期，有不同的产业安全维护对象，这是由经济发展和各国产业竞争力的相对变化所决定的。医疗器械产业的某些部分在一定时期内是安全的，不需要政府的规制或干预，而另一部分则具有较大风险，需要政府适当规制或保护。其二是指医疗器械产业安全的实现手段和途

---

① 李孟刚：《产业安全理论的研究》，北京交通大学博士学位论文，2006。

径不是一成不变、静止的，而是与时俱进、动态变化的。绝大多数的产业安全保护不是永久的，政府规制的目的只是为了提供一个准备期，让本国产业经过此过渡期，站稳脚跟并逐步升级，形成较强的国际竞争力。

以目前我国医疗器械产业来讲，我国医疗器械产业中低端产品市场占有率高、国内企业自我供给度高、出口金额及出口占比较高，相对比较安全；但是随着国外企业将发展目标转向中低端医疗器械产业以及国内劳动力成本的上升，我国中低端医疗器械产业的安全性也在经受挑战。以沈阳海关人员统计为例，2012年1~4月，辽宁医疗仪器及器械设备进口国主要是日本和美国，产品种类基本为高端医疗设备。出口金额虽然可观，但是同期出口企业多是中低端设备，技术含量较低，或者是为国外医疗器械生产厂商提供配套零部件，我国民族企业自主研发能力相对较弱。

目前我国高端医疗器械产品大部分依赖进口，关键核心技术被国外企业垄断，外资控制度较高，是威胁我国医疗器械产业的主要不安全因素。但随着近年来国家重视高端医疗器械产品的研发，以及相应政策的支持，我国自主研发的高端医疗器械产品市场占有率不断提升，高端医疗器械进口比率不断下降。因此，动态地分析医疗器械产业各部分的安全状况至关重要。

二 中国医疗器械产业特征

国内医疗器械产业是新中国成立后崛起的新兴工业，经历了四个时期：从无到有的初创；完成工业布局，基本形成独立分支；改革开放后的 10 年恢复性发展；1987 年以来的高速发展。

经过近 30 年的持续高速发展，中国医疗器械产业已初步建成了专业门类齐全、产业链条完善、产业基础雄厚的产业体系。现阶段，我国医疗器械工业布局和产业结构趋向合理，以市场经济为主要调节手段，各种经济成分十分活跃，已成为我国国民经济的基础产业、先导产业和支柱产业。

我国国内医疗器械产业发展主要有如下几个特征[①]。

（一）医疗器械产业规模不断扩大，产业发展迅速

医疗器械是医疗卫生资源的重要组成部分，近年来，医疗器械产业一直处在一个较高的发展水平上，无论是在生产、销售以及研发方面都保持着较高的热度。新中国成立以来特别是改革开放以来，随着我国社会经济与科学技术的快速发展，我国医疗器械产业也有了很大发展。2000～2009 年的 10 年里，我国医疗器械产业整体规模扩大了近 6 倍，我国医疗器械产业步入了高速增长的阶段。

医疗器械产业是国民经济中一个重要的产业分支，但目前医疗器械产业在国民经济中所占的比重还十分有限，2007 年医疗器械产业占 GDP 比重为 0.24%，此后一直呈逐年上涨态势，至 2011 年该比重提高到 0.30%，保持了稳定的高速增长。2007～2011 年，我国规模以上医疗器械企业资产总额平均增速在 25% 左右，远高于同期国民经济平均增长水平。截至目前，我国已初步建立了多学科交叉的医疗器械研发生产体系，不仅能够生产心

---

① 《中国医疗器械行业发展分析》，http://www.cxqyw.com/dongtian - shops/ new3141. html，2011 - 09 - 19；蔡天智：《我国医疗器械产业演绎四大变化》，《中国医药报》2013 年 1 月 9 日。

电图机、生命监护仪、常用 X 光机等常用医疗器械，还能生产
64 层电子计算机断层扫描装备（CT）、血管支架、直线加速器
等高端医疗器械，产业发展初具规模，长三角地区、珠三角地区
与环渤海地区呈现集群化发展的态势。据国家食品药品监管部门
统计，截至 2011 年年底，我国有医疗器械生产企业 15638 家，
已能生产 43 个门类 3400 多种医疗器械。我国医疗器械生产企业
数量逐年上升，截至 2012 年 11 月末，全国医疗器械生产企业数
量迅速增加至 1.6 万多家，国有企业、外资企业和合资企业、私
有企业分别占 3%、37% 和 60%。① 医疗器械产品注册数量不断
增长，显示我国医疗器械新技术、新产品不断出现，说明我国医
疗器械产业市场不断扩大。目前，我国医疗器械企业能够生产
68 个大门类 3400 多个品种 1.1 万个规格的产品。

新医改政策和国家进一步扩大内需政策的实施，将进一步加
大国家对基层卫生体系建设的投入，医疗器械设备的市场前景广
阔。中国人口数量众多，存在庞大的消费群体，老龄化和城镇化
的快速发展也使得医疗器械的需求越来越多。近年来政府对医疗
卫生事业加大投入和支持，我国医疗器械产业销售收入近年来增
长迅速，2007～2011 年，规模以上医疗器械企业的销售收入增长
率均在 18% 以上。其中，2011 年的销售收入达到 1354.27 亿元，
同比增长 26.60%。因此，我国医疗器械产业市场前景非常广阔。

（二）区域分布特征明显

我国医疗器械企业区域分布特征明显，目前已形成珠江三角

---

① 蔡天智：《我国医疗器械产业演绎四大变化》，《中国医药报》2013 年 1 月 9 日。

洲、长江三角洲和环渤海三个地区。这三个地区依靠本地区工业技术、科学技术人才、临床医学基础及政策优势，成为医疗器械产业的三大产业聚集区，成为我国医疗器械行业的重要分布区域。以 2011 年为例，江苏、广东、山东、上海、北京五大地区的医疗器械销售收入总和占全国医疗器械销售收入的 64.16%。

珠江三角洲、长江三角洲和环渤海三个地区都具有雄厚的医疗器械产业基础支撑。医疗器械产业是电子、化工、机械装备制造业的综合性产业，这三个地区电子、化工、机械装备制造业都比较强，有利于进行医疗器械生产研发。这三个地区地理位置优越，交通便利，有多个国际化的海港码头，有利于与国际开展技术交流和贸易往来。这三个地区高校集中，医疗器械高级人才相对集中，有强大的人力资源支持和技术支持。此外，这三个地区经济发达，有很多大型三级医院，有利于开展医学研究和医学临床实践。

这三个地区都有自己的特点，长江三角洲和环渤海地区多是生产一次性医疗用品的小型企业。珠江三角洲医疗器械制造业起步较晚，但随着引进国外资本，使得珠三角地区医疗器械企业以现代医疗仪器设备生产为主。珠三角地区医疗器械产品技术结构优势突出，主体技术产品附加值大。

（三）进出口贸易强劲增长

改革开放以来，我国医疗器械产业虽然有了很大发展，2007～2011 年，我国医疗器械进出口贸易持续增长，2007 年贸易总额为 127.01 亿美元，2011 年为 265.98 亿美元，年复合增长率达20.3%。2011 年，我国医疗器械进出口总额达 265.98 亿美元，与 2010 年同比增长 54.43%。其中，出口额为 157.11 亿美元，同比增长 53.62%；进口额为 108.87 亿美元，同比增长 55.62%。累计贸易顺差达 48.24 亿美元，同比下降 66.7%。

三 制约我国医疗器械产业安全发展的现状

虽然新中国成立以后，我国医疗器械产业经历了从无到有、从小到大的迅速发展阶段，但产业结构不合理、两极分化严重、产业技术相对发展缓慢、缺乏自主品牌、专业化人才缺乏、高低端产品进出口贸易严重不平衡等因素严重制约着我国医疗器械产业的安全。

（一）行业两极分化趋势明显

目前，全国实有医疗器械生产企业 1 万多家，并且呈现逐年上升的趋势。根据国家统计局规模以上企业的统计结果显示，从不同所有制企业群体状况看，企业数量最多的是私营企业，但资产最多的是外商及港、澳、台投资企业。目前，外商及港、澳、台投资企业的资产约占到我国医疗器械产业的一半。高端医疗器械市场中，外资企业垄断着关键的技术，在市场上占有绝对的优势，成为我国医疗器械产业的主体力量。以 2010 年为例，全国医疗器械生产企业中，国有企业占比最低，为 3%；其次为合资企业，占比为 37%；占比最大的为私有企业，为 60%。而且产值超过 10 亿元的不到 20 家企业，国外独资、合资企业占据了绝大多数。2011 年统计数据显示，目前我国医疗器械产业的主体力量主要由外商和港、澳、台投资企业构成，其资产总和约占我国医疗器械产业总资产的 43%，而国内最大的医疗器械企业的产值不足 50 亿元。企业规模整体偏小，产业集中度不高。

从中国医疗器械行业协会了解到，我国医疗器械企业众多，年产值及市场增速较快，目前年市场容量已突破 3000 亿元人民币。但其中中小型私营企业占绝大多数，生产的产品也只是中低端的附加值类产品，技术含量较低。目前国内医疗器械产业占比 90% 的企业是年收入不足 1000 万元的以生产技术含量较低产品为主的中小型企业，该领域准入门槛较低，产业结构单一，产品技术含量低，国内竞争较激烈。我国医疗器械产业集中度总体偏低，我国医疗器械制造业企业规模过小，产业组织分散，产业竞争力处于较低水平，且长期实行追求数量增长的外延式粗放型扩张战略，与世界先进水平相比仍有较大差距，结构分散导致我国医疗器械制造业的规模效应和潜在生产力难以发挥，生产管理水平和生产能力利用率低，市场占有率不高，抵御风险能力也偏弱。

虽然近年来许多大型跨国医疗器械公司都纷纷在我国建立生产部门，但公司的核心技术却不对中国开放，大型医疗器械公司研发全部放在本土。在我国的国外跨国企业分公司，也基本不生产高档医疗器械的核心部件，以达到技术保密及垄断的效果。我国直线加速器、CT、MRI 等高端医疗器械领域总体水平与国外的差距还很大，高端医疗设备很大程度上依赖国外。民族医疗器械产业规模较小，分布较散，市场认可度较低，没有形成大规模的、具有国际领先地位的医疗器械企业，没有打造出具有影响力的国际化品牌。

（二）国外企业并购现象严重

我国医疗器械消费市场巨大，虽然目前我国医疗器械企业市场容量不断扩大，年产值及市场增速逐年递增。但我国本土医疗器械企业在世界医疗器械市场仅占不足3％的份额，与我国巨大的医疗市场需求不成比例。在现阶段，全球医疗器械产业集中度越来越高，国际上排名前十位的医疗器械公司如强生、西门子等在2010年全球的市场份额达到了45％左右。并且由于这些跨国公司的技术创新和产品质量得到更多信任，在产业集中度越来越高的势态下，国内医疗器械的市场份额势必会遭到进一步的挤压。目前国内医疗器械企业存在的产业安全隐患表现为外资企业对我国民族企业的并购现象严重。

医疗器械领域近年并购案迭出①，以2012年为例，并购案例数目较2011年增长了近200％。以骨科医疗器械市场为例，销售额前五位的企业分别是强生、美敦力、辛吉思、史赛克、西玛（Cimmer），此后是三家本土公司：创生、康辉、威高。但近三年，强生已经收购了辛吉思，美敦力收购了威高和康辉，而史赛克收购了创生。目前骨科医疗器械市场变成四家外资企业独大，三大本土企业全被外资收购，在跨国公司的合围下，本土企业生存空间越来越小。

为何本土企业会被外企并购合并？史塞克收购创生的理由，主要是营销渠道问题，创生现在有622家经销商，覆盖3459家医

---

① 《医疗器械并购迭出　猎物全是中国企业》，http：//www.yao1.cn/medical - sankei/detail/3101.html，2013 - 04 - 02。

院。其中，三级医院的覆盖率为65%，二级医院的覆盖率为35%，在本土骨科企业中占比最大，覆盖面最广。另外，美国本土推进医疗改革后，医院不断削减器械采购费用，相对低端的产品越来越受到青睐，而收购中国企业生产中低端产品是一个非常不错的选择。跨国公司各竞争对手已经在中国展开了布局竞赛。而对中国企业来讲，医改之后，国内占比较大的中低端产品纳入医保后，利润将逐渐减少，我国企业科技创新能力低，产品研发经费不足，无法进一步提高产品技术含量，从而在竞争中被外企并购。

（三）国外企业垄断行业标准现象严重

大到一台核磁共振仪，小到一只小小的隐形眼镜；医疗器械的生产、销售、使用，医疗器械的检测和监管都需要一整套科学、细致、完整、严格的标准来规范。国际大公司对医疗器械产业的垄断不仅在于核心技术上，医疗器械标准也是各国医疗器械企业竞相争夺的热点①。医疗器械产品国际标准涉及国际电工委员会（IEC）的电子、电磁、电工、电声技术、电信、能源方面的国际标准和国际标准化组织（ISO）的所有国际标准。欧美各国争相将本国标准挤入国际标准，从而加强本国产业在国际上的竞争力。美国和日本等发达国家均把确保标准的市场适应性、国际标准化战略、标准化政策和研究开发政策的协调、实施，作为标准化战略的重点。目前医疗器械领域的国际标准几乎都被跨国公司垄断。民族企业只有掌握国际医疗器械标准才能在竞争日趋

---

① 《国产医疗器械标准被国际企业垄断》，http：//www. menet. com. cn/Articles/yixie/201303/20130327104302432_ 91638. shtml，2013 - 03 - 27。

激烈的医疗器械市场中得到长足的发展。

如何加快我国医疗器械产业健康有序发展，如何促进我国由医疗器械制造大国转变成医疗器械制造强国，如何使中国标准走向国际标准，是行业的需求，是国家的需求，更是民生的需求。目前国内也正在发展产、学、研一体化的医疗器械合作体。以上海为例，上海交通大学与上海市医疗器械检测所共同成立了医疗器械标准研究联合实验室，合作双方将以项目为纽带，以合同的形式明确权责，建立开放性的学术平台，并组成委员会开展技术审查，共同开展医疗器械检测标准和检测技术的科学研究。该联合实验室致力于提高我国医疗器械标准制修订水平，促进中国标准国际化，加快人才培养，并通过科研能力的提升，促进检测检验能力的提高，从而进一步提高我国医疗器械监管的技术支撑能力。这种合作方式值得更多的医疗器械企业、监管部门和高等教育机构借鉴。

（四）医疗器械产业专业化人才缺乏

医疗器械行业属于高技术行业，涉及医药、机械、电子、塑料等多个行业，进入门槛较高，生产工艺相对复杂，不断研发出新的技术，是医疗器械产业得以保持新的生机与活力、孕育出优秀企业的根本。现阶段，我国医疗器械产业体系相对脆弱，发展成具有竞争力和创新力的国际化企业还需要靠生产技术的创新和发展，这其中研发人才的作用更是不可或缺。[1] 因此，人才的争夺是医疗器械公司争夺战的关键点。随着市场的不断开放，越来

---

① 《医疗器械行业人才争夺战已打响》，http：//www.chinamsr.com/2012/0902/55942.shtml，2012－09－02。

越多的外国企业到中国建立生产研发中心，它们利用各方面的优势争夺国内企业本就不多的技术研发人员，使得国内企业发展更加艰难。针对骨科、影像、口腔以及检验领域等医疗器械行业的细分专业开展调查①的结果显示，求职人员更倾向于选择强生、美敦力、瓦里安之类国际化、实力雄厚的跨国公司。人才是企业发展的源泉和动力，在竞争激烈的医疗器械市场中，人才对于企业的发展和产品的不断创新日趋重要。国际医疗器械企业在中国开办企业、抢占市场，与国内企业争夺技术研发人才也是威胁我国医疗器械本土企业的重要因素。

此外，随着现代社会的医学水平不断提高，医院的医疗设备已经从过去简单的设备如听诊器、血压表、X光机、生化仪发展为现在高档的核磁共振仪、直线加速器等高科技设备，这些现代化医疗器械设备集光、电、机、磁、传感技术、计算机技术于一体，更具复杂性和精确性。因此，除了专业化研发人才，负责各种医疗仪器、器械的现场安装、调试及维护服务等工作，解决售后技术使用问题，保证临床工作的正常运转的医疗器械维修工程师也是目前医疗器械市场紧缺的技术性人才。因此这些高端医疗设备的维护人员应当是具备医学工程、机械、电气、自动化等相关专业知识，有技术开发或设计的工作经验的综合型人才。近年来为了配合医疗器械维修人才需求的增长，大学里设置了医疗器械维修工程师专业，但目前该专业还没有在大学里广泛推广，培养的人才还远远不能满足市场的需求。许多大型医疗器械在使用

---

① 温雅歆、喻瞳、刘龙：《中国医疗器械人才市场调查报告》，http：//news. yiton. com/scfx/2013/0128/417503. html，2013－01－28。

中出现故障，不能及时得到维护、修理和保养，严重影响了医院的正常运转并加快了仪器的损耗，降低了设备使用寿命。因此，医疗器械产业人才的培养应该是多方面的，我们不仅需要专业化的技术研发人才，也需要专业化的维修工程人员。

（五）进出口贸易结构亟待改善

虽然我国医疗器械出口额有了较快的增长，但是出口的医疗器械产品主要以中低端产品为主。由于不能掌握关键核心技术，高端产品则以进口为主。医疗器械产业产值在国民经济中所占的比重还比较低，2009 年，美国医疗器械产业产值已达 2049 亿美元，占其国民经济的比重为 1.4%，而我国占国民经济比重仅为 0.3%。据专家评估，我国医疗器械产业的总体技术发展水平与美国、德国、日本等发达国家相比，还有 10～15 年的差距。

目前，我国大型医疗器械设备中仅有超声诊断设备与其他高端医疗器械设备相比具有较高的国际竞争优势，在国际市场中占有一席之地。但仔细分析我国超声设备的进出口贸易，不难发现虽然我国超声设备出口数量近年来增加明显，但由于出口平均单价低于进口单价，我国超声设备对外贸易出口额远小于进口额，说明我国超声设备还主要为中低端超声设备。从进出口结构来看，我国出口产品以低端的黑白超为主，2010 年 1～7 月，我国共出口超声设备 25309 台，其中黑白超 16343 台，占出口总量的 65%；出口彩超 8966 台，占出口总量的 35%。进口超声设备则主要以彩超为主，2010 年 1～7 月，我国共进口超声设备 4872 台，其中黑白超 384 台，占进口总量的 8%；进口彩超 4488 台，占进口总量的 92%。从出口企业来看，我国超声设备出口的主体是"三资"企业。2010 年 1~7 月,"三资"企业共出口超声设备 14160 台、18752.5 万美元;其出口额占总出口额的 81%。民营企业排在第二位,2010 年 1~7 月共出口超声设备 9888 台、3491.6 万美元,出口额占总出口额的 15%,远低于"三资"企业。①

四 我国医疗器械市场发展展望

随着经济社会的不断发展,我国人民对医疗卫生水平的要求也越来越高,目前我国广大基层及农村医疗卫生条件还比较落后,在新医改的实施过程中,政府将继续加大投入,改善基层医疗机构基础设施建设。医改的深入推进、基层医疗卫生服务体系的不断完善、城乡居民医疗保障水平的逐步提升、城市化进程的加快,都为我国医疗器械产业的发展提供了广阔的空间。

(一)人口老龄化为医疗器械产业发展提供了机遇

随着生活水平和生活质量的提高,人们的医疗保健意识越来越强,城市化进程的加快也使得人们对疾病的诊治需求日益增长,近年来,人口老龄化现象日益严重,并带来相关的疾病谱的改变,这都会刺激各种新型医疗设备的研发、生产和推广使用,刺激医院及家用医疗器械需求的快速增长。据联合国数据显示②,1990~2020 年预计世界老龄人口平均年增长速度为 2.5%,而我

---

① 《我国超声设备进出口贸易需调整结构》,http://www.levermed.com/index.php?m=content&c=index&a=show&catid=2&id=32462,2011-04-07。

② 池慧:《处于发展关键时期的我国医疗器械产业》,《中国医疗器械信息》2010年第 1 期,第 1 页。

国老龄人口增长速度高于世界平均增长速度，预计为3.3%。以北京市为例，截至2008年年底，北京市老年人口总数已突破254万人，占到人口总数的15%。2010年第六次人口普查数据显示，我国60岁以上的老年人口为1.7亿人。由于特殊的生育政策及社会背景，我国人口老龄化有发展速度快、绝对数量大以及地区差异显著等特点。随着人口寿命的增加，老年人的医疗保健问题也将进一步加大对医疗服务的需求。不难看出，一方面，随着健康意识的提高，我国人民群众对医疗保健的需求不断增加；另一方面，随着我国人口老龄化进程的发展，疾病谱向慢性病高发、重大病高发、发病低龄化的方向发展，带病生存人口比例增加，这将进一步加大医疗器械市场的需求量。

（二）基层医疗卫生机构的发展为医疗器械产业发展提供了机遇

目前，我国整个医疗卫生服务开支占国家GDP比重为4.7%左右，而发达国家一般在10%左右，美国达到16%，我国医疗卫生服务开支占比较低。具体分析来看，我国医疗器械与药品的消费比例仅为1:10，而发达国家医疗器械与药品消费比例已经达到1:1，与发达国家比，我国医疗器械消费比例还有进一步上升空间。

此外，医疗资源分配的不均衡和医疗保障体系的缺乏，加剧了基层群众"就医难"的情况。近几年来，中共中央、国务院高度重视医疗卫生事业，采取了一系列措施深化医药卫生体制改革，加强基层公共卫生与医疗服务机构建设，国家将更多的财力、物力投向基层，更多的人才、技术被引向基层，切实增强了基层的服务能力。但是不难看出，目前我国基层医疗卫生机构中，医疗器械和设备仍然比较落后，有15%左右的医疗器械和设备是20世纪70年代的产品，有60%是20世纪80年代中期以前的产品。① 医疗机构的整体医疗装备水平还比较低。我国"十一五"规划明确指出："建设社会主义新农村要积极发展农村卫生事业，加强以乡镇卫生院为重点的农村卫生基础设施建设，健全农村三级卫生服务和医疗救助体系。"《2009～2011年深化医药卫生体制改革实施方案》中明确提出，在未来3年内我国将重点支持2000所左右县级医院建设以及2.9万所乡镇卫生院的建设，并同时扩建5000所中心乡镇卫生院。但据初步调查表明：我国乡镇卫生院所用的医疗器械基本上是国产的；县级综合医院所用的医疗器械中大部分是国产的，小部分是进口的；三级综合医院所用的医疗器械大部分是进口产品，国产的只占很小部分。在基层医疗机构建设中，由于新增医疗设备及更新换代，将会打开我国医疗器械市场的空间。它们更新换代的过程又是一个需求释放的过程。医疗卫生体系的完善和医疗卫生改革为医疗器械市场带来了广阔的市场需求，未来10年甚至更长一段时间内我国医疗器械产业还存在着巨大的缺口，市场发展空间极为广阔。

（三）城镇化发展为医疗器械产业发展提供了机遇

目前，我国进入了城镇化快速发展的时期，据统计，目前我国80%的医疗机构分布在城市，而目前我国城市化水平只有40%，预计未来将会有越来越多的农民进城，随着城市化水平的

---

① 范德增：《我国医疗器械产业发展机遇与挑战》，《新材料产业》2007年10月23日。

加快，人民生活方式也在发生改变，使得高血压、糖尿病、心脏病等慢性疾病发病率骤增，也将进一步加大医疗器械市场的需求。此外，与发达国家相比，我国人均高端医疗器械拥有率偏低。随着医疗卫生改革的推进，我国还存在着广大的高端医疗器械的市场需求。我们应当抓住契机，促进高端医疗器械国产化。这既可以提高我国医疗器械企业的整体国际竞争力，也可以解决老百姓"看病贵"的问题。因此，国家相关部门应当制定相关的保护和扶持政策，来促进国产医疗器械产业的发展，形成市场认可度高、标记性强、具有国际竞争力的品牌，这不仅能够促进我国产业结构的调整，还可以进一步降低医疗费用。

（四）医疗信息化为医疗器械产业发展提供了机遇

医疗领域的信息化和网络化是今后医疗管理的发展趋势，该发展趋势要求医疗信息的影像化、数字化，势必会带动高、精、尖医疗设备的需求增长。医院间检查信息的共享就需要建立医院信息系统，以进一步建立以医学影像存档与通信系统为核心的临床信息系统，以达到医院间数据信息的共享。PACS（Picture Archiving and Communication Systems）全称为医学影像存档与通信系统，是近年来随着数字成像技术、计算机技术和网络技术的进步而迅速发展起来的旨在全面解决医学图像的获取、显示、存储、传送和管理的综合系统。PACS 系统目前已经在全国医院开始普及，并且正在改变医院影像科室的工作方式。PACS 系统可以将不同影像设备连接在一起，实现医院内及医院间数据及图像的共享，今后医院将进一步实现无胶片化和影像数字化、信息化共享。PACS 市场的发展必然会带来高级影像设备及相关附属设备的需求增加，预计未来 PACS 的市场容量将达到 300 亿元以上[①]，医院信息化趋势给医疗器械生产企业带来了巨大的市场空间。

总之，今后一段时期内，我国医疗器械需求将继续扩大，医疗器械市场的容量将继续增加，这为医疗器械产业的发展提供了重大的发展机遇。

参考文献

［1］《加快医疗器械产业发展缓解百姓"看病贵"》，http：//www. anhuinews. com/zhuyeguanli/system/2010/07/19/003286223. shtml，2010 – 07 – 19。

［2］《中国医疗器械行业发展分析》，http：//www. cxqyw. com/dongtian – shops/new3141. html，2011 – 09 – 19。

［3］蔡天智：《我国医疗器械产业演绎四大变化》，《中国医药报》2013年1月9日。

［4］《医疗器械并购迭出 猎物全是中国企业》，http：//www. yao1. cn/medical – sankei/detail/3101. html，2013 – 04 – 02。

［5］《国产医疗器械标准被国际企业垄断》，http：//www. menet. com. cn/Articles/yixie/201303/20130327104302432_ 91638. shtml，2013 – 03 – 27。

［6］《医疗器械行业人才争夺战已打响》，http：//www. chinamsr. com/2012/0902/55942. shtml，2012 – 09 – 02。

［7］温雅歆、喻瞳、刘龙：《中国医疗器械人才市场调查报告》，http：//news. yiton. com/scfx/2013/0128/417503. html，2013 – 01 – 28。

［8］《我国超声设备进出口贸易需调整结构》，http：//www. levermed. com/index. php？ m = content&c = index&a = show&catid = 2&id =

---

① 《中国医疗器械行业现状及其未来发展趋势》，《财经界》2007 年第 10 期，第 6 页。

32462，2011 - 04 - 07。

［9］《中国医疗器械行业现状及其未来发展趋势》，《财经界》2007 年第 10 期。

［10］昝欣：《产业安全责任是企业社会责任的升华》，《生产力研究》2010 年第 11 期。

［11］陆燕苏、闻犁：《高端装备制造产业是振兴装备制造业的突破口》，《电气技术》2010 年第 9 期。

［12］李孟刚：《产业安全理论的研究》，北京交通大学博士学位论文，2006。

［13］池慧：《处于发展关键时期的我国医疗器械产业》，《中国医疗器械信息》2010 年第 1 期。

［14］范德增：《我国医疗器械产业发展机遇与挑战》，《新材料产业》2007 年第 10 期。

The Features and Status of the Medical Device Industry

Li Xiaoying   Wang Lin

Abstract：This article analyzed the futures of the medical device industry in China，and made it clear that the medical device industry security is very important to the development of our country. An analyses of the futures and status of the medical industry in China can help us to know the factors that constrict the development of medical device industrial，and help us to develop appropriate policies to promote industrial development. Finally，the paper proposed the prospect of the medical device industry.

Keywords：Medical Device Industrial Security；Industrial Futures；Status；Prospect

B.7
影响医疗器械产业安全的主要因素

李晓颖　王林*

摘　要:

　　正确分析影响医疗器械产业安全的因素对于正确认识我国医疗器械产业安全现状具有至关重要的作用。本文通过对产业安全的环境因素、市场因素、政策因素、产业结构因素、产业创新性因素的阐述,分析了各要素对医疗器械产业安全的影响力,对促进医疗器械产业安全发展具有十分重要的作用,也为推进医疗器械产业健康发展政策研究提供了参考依据。

关键词:

　　医疗器械产业安全　因素　影响力

　　医疗器械产业是 21 世纪十分活跃的新经济增长点,被誉为朝阳产业,其发展状况已成为衡量一个国家综合工业、经济和技术实力的重要依据。医疗器械产业属于高科技产业,涉及医药、机械、电子、信息技术、材料等多个行业,其产品凝聚和融入了大量现代科技的最新成就,是医学与多种学科相结合的知识密集

---

* 李晓颖,医学硕士,放射治疗专业,北京大学第一医院放射治疗科住院医师;王林,医学硕士,骨科专业,北京医院骨科住院医师。

型、资金密集型的高新技术产物。

医疗器械产业是一个多学科交叉、知识密集、资金密集型的高技术产业，进入门槛较高。近年来，医疗器械产业一直处在一个较高的发展水平，无论是在生产、销售以及研发方面都保持着较高的热度。医疗器械是医疗卫生资源最重要的组成部分之一，在卫生事业发展中扮演了极为重要的角色。认真分析我国医疗器械产业安全影响因素，评估产业安全状况，研究加快我国医疗器械产业的发展战略，推动我国医疗器械产业发展，对于推动我国经济和医疗卫生事业发展有着重要的现实意义。

一　中国医疗器械产业环境因素评价

产业的生存与发展环境决定着产业内原有企业是否愿意继续从事该产业以及新的资本是否愿意进入该产业，对于该产业的竞争优势以及生存与发展的可能性与空间有着重要的影响。影响医疗器械产业生存的环境因素主要是指影响医疗器械产业生存和发展的劳动要素环境、资源环境和能源环境等。目前我国医疗器械企业众多，多为小规模企业，生产品种少，存在多个企业重复研制生产同一品种的现象。低水平的过度竞争会造成医疗器械制造业劳动生产率低下，能源消耗和物资消耗过高，进而造成许多效率低下的医疗器械企业出现亏损，最终导致整个医疗器械产业内耗加剧，无法步入良性循环的局面。

（一）劳动要素环境

劳动生产率是劳动要素的重要指标之一，是企业生产技术水平、经营管理水平、职工技术熟练程度等一系列生产因素的综合表现，劳动生产率的不断提高是产业结构调整的基础和动力，是产业和经济可持续增长的源泉。医疗器械人均产出可以反映医疗器械产业的劳动生产率水平。中国医疗器械产业从业人员平均人数在全球范围内最高，而产出则与发达国家的差距很大。中国医疗器械产业年人均产出为2.76万美元，美国医疗器械产业年人均产出最高，达到25.82万美元，其次是日本为15.32万美元。中国医疗器械产业年人均产出是美国的11.69%。①

2012年国家明确提出要进行收入分配改革，该方案将进一步提高低收入者的收入，这意味着我国的人工成本将会上升。目前我国医疗器械产业的出口主要以低端产品为主，这些企业主要依赖中国较低的劳动力成本。劳动力成本的上升势必会缩小企业的盈利水平，降低其国际竞争力，使得原本就竞争激烈的中小医疗器械企业的生存更加岌岌可危。而且，随着中国老龄化水平的加重，劳动力供给短缺问题日益明显，将会进一步提升劳动力成本。这就要求中小医疗器械产业必须通过产业升级，提升劳动生产率和产品附加值来增加企业盈利和企业竞争力。

（二）资源环境

医疗器械制造业属于多学科交叉、高附加值、小批量、多品种的产业，上游产业涉及新材料、电子、软件、钢铁、塑料等行业，这些行业为医疗器械产业提供原材料资源。目前我国医疗器

---

① 王晓庆、戚康男：《世界医疗器械产业概况及产业结构比较》，《中国医疗器械信息》2008年第14期，第15~21页。

械生产的一次性耗材类产品非常依赖钢铁行业。从供给上看，医疗器械产业对钢材的需求能够得到满足，但与此同时，钢价的上涨对医疗器械产业的盈利水平也会产生一定的影响。由于铁矿石持续涨价的压力和钢铁行业能耗高、污染大的双重压力，钢铁企业将调整发展速度和产品结构。如果政府部门决定控制钢铁需求和产能的不合理增长，抑制钢铁需求过度增长，那么成本推动型的钢材价格上涨将继续推高医疗器械制造业的成本。

此外，高端医疗器械依赖于上游电子、软件、新材料等行业，上游行业在新材料研发和技术创新性的发展能够给医疗器械产业以良好的推动作用，反之则制约医疗器械产业发展。但目前我国上游行业还不能满足高端医疗器械的发展需要，许多核心技术和材料都被国外垄断，我国上游产业不能供给，进而影响了下游医疗器械产业的发展，只有上游产业能够同步发展才能为高端医疗器械产业提供有力支持和保障。

（三）能源环境

《国民经济和社会发展第十一个五年规划纲要》提出了"十一五"期间单位国内生产总值能耗降低20%左右，主要污染物排放总量减少10%的约束性指标。在"节能减排"全民行动的大背景下，医疗器械制造业也在减少能耗方面面临挑战。目前我国医疗器械企业多为小规模企业，生产品种少，存在多个企业重复研制生产同一品种的现象，进而造成能源消耗和物资消耗过高。只有使各医疗器械企业之间优化组合，合理分工协作，提高生产效率，避免重复生产，才能减少能耗。同时，近年来跨国医疗器械企业纷纷在我国建立工厂，在招商引资的同时，我们需要警惕避免引进一些高污染、高能耗的淘汰产业，应多引进科技含量和技术附加值高的产业。

目前我国医疗器械产业多是重复性生产一些技术含量较低的产品，在研发经费有限、产品科技含量不高的情况下，通过对产品进行相应的工业设计，提升产品附加值才可以改变中国"世界工厂"的角色，促进产业结构转型升级，从源头上实现节能减排。

二 医疗器械产业市场因素评价

（一）市场容量与需求状况

产业的生存与发展环境很大程度上依赖市场容量与需求状况。当市场规模大、需求旺盛时，产业内企业就会有宽松的发展空间和较大的发展余地。当市场容量减小、需求明显疲乏时，产业内企业就无法进一步发掘自身潜力，这就会使企业被迫向国外市场拓展。

我国医疗器械产业具有很大的市场增长潜力，首先，从医疗器械市场规模与药品市场规模比较：目前，全球医药和医疗器械的消费比例约为 10:7，而欧、美、日等发达国家已达 1:1.02，全球医疗市场规模占国际医药市场规模的 42%。而我国药械比例不到 5:1。其次，从人均医疗器械费用比较：我国目前医疗器械人均费用仅为 6 美元/人，而主要发达国家人均费用在 100 美元/人以上；从具体配备看，基层医疗机构配备水平较低，许多医院的设备配置还停留在 20 世纪 60~70 年代水平，亟待更新。

因此，随着人民对医疗卫生重视程度的提高和国家进一步推进医疗卫生事业改革，人口老龄化、城镇化趋势、医疗技术的进步和人们健康意识的提升，医疗器械市场的消费需求势必进一步增加，势必会带来该产业的迅速发展，这为我国民族医疗器械企业的发展提供了良好的契机。

（二）市场竞争力

产业生存与发展环境的长期变化趋势很大程度是由市场竞争程度决定的，当市场竞争激烈时，产业内企业会积极进行技术研发和创新，而且还会使企业积极转向海外市场，寻求发展空间。

我国医疗器械出口产品主要以医用耗材、按摩器具、常规设备等低端中小型产品为主，这些产品技术含量和附加值偏低。但是我国中低端的医疗器械的成本价格优势一直是由于"人口红利"得以存在下去，目前中国"人口红利"正在逐年消失，劳动力成本在中国越来越高，以价格低廉为主要优势的低端医疗器械市场也正在受到冲击，如果不改变竞争模式，我国广大低端医疗器械生产企业将会受到严重的冲击。

我国医疗器械进口产品主要是欧美发达国家产的大型精密型医疗器械，2012 年上半年，我国诊疗设备进口额排在各类医疗器械进口额的第一位，为 43.8 亿美元，占比高达 76.81%，表明国内医疗机构对高端诊疗设备需求较旺。进出口产品比例严重不平衡影响了我国医疗器械市场的竞争力：一是低端产品本身科技含量不高，易研发生产，竞争力不强，国内人工成本日益增加，从而使得产品利润空间减小；二是高端产品严重依赖进口，关键核心技术无法掌握，高端产品在国际市场上占有率极低，严重影响产品的国际竞争力。

三 医疗器械产业政策因素评价

（一）产业政策

政府如何安排产业政策及产业政策的有效性直接影响着一国的产业安全状态。首先，政府的产业政策安排应该有效地管理与规范产业外部投资者的进入，使国内市场竞争维持在一个相对合理的范畴内。其次，产业政策需要使一国的产业结构保持合理，能够根据国内外环境的变化随时做出调整，以保持国内产业的竞争力。最后，政府监管部门应当制定完善的政策，有效监管医疗器械产业，促进医疗器械产业的健康发展。

从国内产业政策环境来看，近几年国家制定的产业政策极大地促进了我国医疗器械产业的发展。

首先，新医改带来的市场扩容为医疗器械产业提供了新的发展机遇。《中共中央国务院关于深化医疗卫生体制改革的意见》提出，"要建设覆盖城乡居民的公共卫生服务体系、医疗服务体系、医疗保障体系、药品供应保障体系……保障医药卫生体系有效规范运转"，"到2011年，基本医疗保障制度要全面覆盖城乡居民"。《医药卫生体制改革近期重点实施方案（2009～2011年）》公布，三年内各级政府将投入8500亿元来落实五项重点改革：重点支持2000所左右县级医院（含中医院）建设；完成中央规划支持的2.9万所乡镇卫生院建设，再改扩建5000所中心乡镇卫生院；新建、改造 3700 所城市社区卫生服务中心和 1.1 万个社区卫生服务站。8500 亿元中的 2/3 将投向基层医院，对医疗器械的需求势必起到拉动作用。

其次，科技扶持政策为医疗器械产业的发展创造出新的空间。我国《医药行业"十一五"发展指导意见》将医疗器械产业的发展首次写入国家科技中长期规划，提出医药行业发展的主要任务是"分阶段有步骤地发展医疗器械产品及其关键部件"。科技部提出，"通过'十一五'规划的实施，力争突破 20～30 项关键技术及核心工艺技术……培育 10 个以上具有较强自主创新能力的骨干企业，全面提升医疗器械技术水平"。此外，我国在医疗器械产业科技攻关项目上的资金投入逐年加大，"十一五"期间，科技部投入近 10 亿元资金用于医疗器械产业的科技攻关项目，为医疗器械产业的发展提供了物质基础和保障。

最后，医疗器械安全监管政策对行业生产、技术水平提出了更高的要求，促进医疗器械业更规范地发展。2009 年 12 月，国家食品药品监督管理总局印发《医疗器械生产质量管理规范（试行）》，加强医疗器械生产监督管理，规范医疗器械生产质量管理体系。国家通过推进医疗器械法规体系建设、完善医疗器械技术检测体系建设、加强医疗器械技术审评体系建设等方面的工作，加强了对医疗器械安全的监管力度，有助于医疗器械产业的健康发展。

同时，我们也应该看到，目前我国医疗器械产业政策不完善，医疗器械监管还有待进一步完善，还需要国家进一步完善相关政策来促进医疗器械产业健康发展。目前存在的问题主要有两个。

一是国家整体规划力度不足，相关部门统筹协调力差。国家注重在科研、产业等方面的投入，但宏观上缺乏对医疗器械产业的长远规划及整体布局；国家相关部门及地方政府在对产业支持上协调能力不足，缺乏统一指挥，造成资金分散、资源浪费等现象，投入产出比较低。在国产医疗器械的使用环节上，缺乏对医院的相应引导激励措施，导致国产高端器械难以普及。

二是医疗器械监管不合理，限制企业创新发展。我国医疗器械监管制度由于受各种因素的影响和制约，尚存在分类目录界定不明确、部分器械监管力度不一、地区间监管不一、产品标准滞后、技术支持不足、使用环节监管空白、审评周期长、第三方认证体系不健全等现象，阻碍了医疗器械产业的创新发展。在医疗器械的申报、生产和流通等环节，存在监管主体不统一、部门职权重叠交叉现象，降低了执法效率，也导致医疗器械难以监管。

（二）外资政策

外资政策对国内产业安全的影响十分重要：首先，适度的税收优惠政策可以鼓励外资进入国内，同时又可以防止过多外资盲目进入，导致国内市场竞争过度激烈；其次，限制性产业导向政策可以确实有效地规范外资进入，并加强对产业的监管，可以防止外商投资冲击国内产业、威胁国内产业安全。以税收工具为表现形式的对外资的各种优惠措施和对外资进入产业、地域、股权等做出的种种限制性规定是各国政府的外资政策主要体现形式。

近年来，我国医疗器械市场的开放程度不断加大，跨国公司多数以对外直接投资的方式进入我国医疗器械市场，跨国公司先进的技术与管理增加了国内医疗器械市场的竞争程度，对我国医疗器械市场产生了积极的示范效应。目前我国高端医疗器械无法掌握关键核心技术，主要依靠国外企业，跨国公司凭借雄厚的资金与先进的技术、信息、管理及营销方面的优势，控制国内高端医疗器械产业。国外高端医疗器械生产商垄断了国内的市场，但是目前我国对于高端医疗器械产业的进口还没有良好的导向政策和限制性政策，国家应当完善相关政策法规，积极引导本国高端医疗器械产业的研发和使用，对国外高端医疗器械产品进口加以限制，从而保障我国医疗器械产业安全。

四 医疗器械产业结构因素评价

影响医疗器械产业安全的产业结构因素主要包括产业集中度、产业结构、产业对外依存度及产业控制力等几个方面。

（一）产业集中度

产业集中度是对整个行业市场结构集中程度的测量指标，它用来衡量企业的数量和相对规模的差异，是市场势力的重要量化指标，并集中体现了市场的竞争和垄断程度。

我国现有医疗器械生产企业 1.4 万多家，其中中小企业占90% 以上，大型企业所占比例不足 5%。结构分散导致我国医疗器械制造业的规模效应和潜在生产力难以发挥，生产管理水平和生产能力利用率低，市场占有率不高，抵御风险能力也偏弱。我国医疗器械制造业医疗器械产业集中度总体偏低，医疗器械制造业企业规模过小，产业组织分散，产业竞争力处于较低水平。而且我国医疗器械产业长期实行追求数量增长的外延式粗放型扩张战略，与世界先进水平相比仍有较大差距。

产业集中度较低使得我国医疗器械企业无法形成具有一定国际影响力的大品牌企业，在激烈的市场竞争中处于不利地位。目前国内具有一定竞争力的医疗器械企业不断被国外大公司兼并、并购，更加不利于我国医疗器械市场集中度的提高。相关政府部门及市场监管机构应当对此给予重视，对国外企业对国内医疗器械企业的并购加以限制，同时给予相应政策，鼓励国内医疗器械企业之间的合作、重组，并对具有发展前景的本土医疗器械企业给予经济、政策等多发面的支持，以形成具有国际影响力的大品牌企业。

（二）产业结构

推进产业结构调整和优化升级，是转变经济增长方式、提高经济增长的主要目标，国家越来越重视产业结构的调整和升级。医疗器械产业作为国家的重点产业和关系民生的重要产业，产业结构升级调整也是亟须解决的问题。一是医疗器械企业要尽快掌握核心技术，打破国外企业对关键技术部件的垄断局面，鼓励企业间整合兼并，形成具有自主产权的品牌企业。二是目前医疗器械企业存在中低端产品产能过剩的情况，要提高中小医疗器械产品的准入标准，严格控制新增产能，对于严重污染环境、资源浪费的产品，要严格限制其生产，并依法关闭，淘汰落后的企业。对于新兴的技术创新型企业采取政策支持、税收优惠、资金扶持等政策，鼓励其做大做强，鼓励企业间合作，促进产业结构优化升级。

目前国际医疗器械的产业结构具有自身鲜明的特点，国外一些医疗器械公司经过数十年的发展和调整，逐步形成了全球化的产业结构，并形成了整机厂、OEM（部件制造外包）、ODM（部件设计制造外包）、基础加工业和生产性服务业等明确的产业结构划分。目前国际医疗器械企业利用世界各国具备的专业优势，重新配置企业的各种资源，将资源集中于最能反映企业优势的领域，构筑产品的竞争优势，实施国际优化协作分工配套模式。而目前我国医疗器械产业结构划分还不够清晰，尽管近年来部件制造外包和部件设计制造外包厂家有所发展，但整机厂和生产性服务业但还没有形成规模化、体系化的产业结构，与国际水平差距较大。

目前国内能够真正实现整机企业全球化的厂家屈指可数，大部分中国产品采取贴牌生产或者部件组装的方式进行出口，与国外大企业整机厂的全球化采购、产业化、市场化以及本土化的研发情况相差甚远。因此，中国整机企业没有打造出国际知名品牌，在综合实力上与国外大企业差距显著。在发达国家，中小企业是技术市场上最为活跃的因素，它们通过不断努力取得大型企业的认同，并通过并购、兼并或买断的形式达到企业重组和升级的目的。但中国中小企业技术上发展不够活跃，存在重复生产、恶性竞争的不良情况，不利于中小企业的积极发展，也不利于其与大型企业的合并、重组，因此中国医疗器械产业结构还有待进一步调整和完善。①

（三）产业对外依存度

产业对外依存度主要是指产业在出口、进口等方面的对外依

---

① 王晓庆、戚康男：《世界医疗器械产业概况及产业结构比较》，《中国医疗器械信息》2008 年第 14 期，第 15～21 页。

赖程度，反映产业受国际因素影响的情况。产业对外依存度越高，受国际因素的影响越大，产业安全的不确定性就越高。产业进口对外依存度反映国内产业的生存对进口的原材料、零部件等的依赖程度；产业出口对外依存度反映国内产业的生存对产品出口的依赖程度。

目前我国高端医疗器械进口依存度较高，医疗器械市场中高档 CT 设备、磁共振设备和大型医用放疗设备等高端产品市场几乎被跨国公司垄断。国内高端、大型的医疗器械市场中外资企业已占据了 85% 以上，处于绝对垄断地位，在定价上具有绝对的控制权，价格昂贵加剧了"看病贵"现象。而国内医疗器械出口排名前 10 位的医疗装备生产企业中，外资和合资企业占到 7 家。由于我国在很多高端产品方面缺乏核心技术，关键核心部件依赖国外生产企业，因此，我国医疗器械产业的资本对外依存度不容忽视。

医疗器械产业的对外依存度不仅仅体现为进出口贸易结构的不平衡，还表现为售后服务对国外企业的严重依赖。目前我国医疗机构引进的外资高端医疗设备越来越多，其中大型医疗设备在临床上得到普及，但大型医疗器械设备后期维护及管理也是一项十分重要的任务，但国内医疗机构"重采购，轻管理"是普遍现象。[①] 一方面，医疗设备引进速度日益加快；另一方面，国内大型医疗器械设备维修人员相对缺乏，目前很多医院的维修能力无法胜任大型设备的维修工作，相当大部分维修由厂家提供。厂

---

① 刘景峰：《医疗设备维修：社会化号角吹响》，《医药经济报》2008 年 4 月 25 日。

家提供的售后维修具有技术支持高、专业化程度高、修复能力强以及备件供应的稳定性高等特点，高质量的服务下维修成本也十分昂贵。由于利益的驱动，大多数外企垄断着高端医疗器械的核心技术，不会对医院设备科技术人员公开。高端医疗设备售后维修所产生的维修费用，成为医院的巨大经济负担。医院在购买医疗设备时，都会要求附带购买售后服务，而一年的服务费用往往达到机器本身价格的 6%～8%。目前大型或高端医疗设备的保修期大多数为一年，由于原厂服务费用高，目前只有 25% 的医院在购买设备时会一并购买厂家的售后服务。对于一些基层医院，经济能力有限，它们买了医疗设备后，却买不起售后服务。

因此，政府监管部门应该建立大型医疗设备售后服务分级评价体系，针对厂商的售后服务的技术水平、配件和维修服务的价格、维修响应时间、售后满意度等指标进行公示反馈社会，并根据各项指标建立相应评价体系，对厂商的售后服务工作进行有效监督，并建立动态评价机制，促进各厂家的生产、销售、使用、售后服务进入良性循环。此外，还要大力发展第三方技术服务，引入竞争机制，打破厂家的垄断地位。目前国内没有竞争力强大的第三方维修服务机构，主要是因为其存在备件稳定性不高的问题。而且，第三方维修服务商的管理制度不够完善，例如工作流程不规范，工作效率较低，工作信息缺失，医院与其合作的风险高。同时，第三方维修服务商缺少对其技术人员系统规范化的培训，维修技术更新速度远远低于设备发展更新速度。因此，虽然第三方服务价格低于原厂家，但目前由于没有掌握关键的生产和维修的核心技术，没有较强的核心竞争力，目前只能维修一些技术要求不太高的医疗设备。

（四）产业控制力

随着我国开放程度的不断深入，注入我国医疗器械制造业的对外直接投资（FDI）的数量也逐渐增加，并且这些 FDI 对我国医疗器械产业的影响也越来越大。一方面，FDI 的流入会促进我国医疗器械产业充分利用国外的先进技术、管理经验和雄厚的资本，提高我国企业的技术水平和管理能力，弥补企业发展中的资金缺口，最终促进我国产业结构的优化和升级；但另一方面，FDI 也对我国医疗器械产业的产业控制力形成冲击，甚至对产业安全形成威胁。

目前的研究往往以股权来评估产业的控制情况[①]，但是核心技术的作用在生产诸要素中至关重要。以目前股权评估方法来看，在某些合资企业的医疗器械产业中，我们掌握着控股权但却没有掌握关键核心技术，关键部件都在国外组装再运回国内。跨国公司到发展中国家投资的目的是为了开辟市场，核心技术是它们进行市场垄断的法宝，它们对其核心技术十分保密，可以向东道国转让的往往是普通技术。因此，只有一国企业能够掌握该领域的核心技术，才能在日趋激烈的竞争中占据主动地位。我国医疗器械产业在技术引进方面没有主动权，技术引进主要由外国控制。

随着医疗和科学技术的进步，高端医疗设备都是由多项技术综合起来的，例如电子技术、传感技术和电子计算机技术等。医疗设备在向智能化、数字化和网络化发展的同时，其维修技术难

---

① 景玉琴：《产业安全概念探析》，《当代经济研究》2004 年第 3 期。

度也在不断加大，设备故障更具有不确定性和复杂性。国内高端医疗器械设备约80%都是进口产品，国内生产的高端医疗器械设备的关键核心部件不少也从国外进口。外资高端医疗设备企业为了维护其核心技术、开发成果以及维修技术带来的高利润，一般会拒绝向用户提供完整的维修技术资料。高端医疗设备出现故障后就只能被动依赖医疗设备厂家，被国外大型医疗设备企业垄断，使得医疗器械售后维修市场再次被国外企业瓜分。昂贵的设备维护费用也成为医院一笔巨大的开销，增加了医疗费用。医疗设备维修自主化不仅是医疗器械行业健康发展的需要，还是医院降低经营成本的客观需求。

我国医疗器械企业应当抓住国内市场巨大需求的机遇，通过提高产品质量和稳定性，减低产品价格，来抢占国内市场。以目前血管支架为例，以前该产品的国内市场全被国外公司产品控制，2004年后，中国血管支架企业进入市场，利用其价格优势，迅速占领了绝大部分的市场份额。目前血管支架的外资企业的市场份额已经下降到30%左右。由于大量血管支架市场被国内企业占据，同时血管支架价格也迅速下降，目前介入手术的费用已经下降到2004年价格的1/3，降低了百姓的医疗负担。同时，由于国内支架的质量与国外支架相当，目前国内支架也已经打入国际市场，占据部分海外规范市场的销售份额。我国其他医疗器械产品可以以此为典范，逐步提高产业控制程度。

五 医疗器械产业创新性因素评价

创新能力尤其是技术创新能力的高低，直接关系到医疗器械制造业的核心竞争力，国际医疗器械领域的竞争主要表现在依靠创新研究成果抢占市场垄断地位。但我国医疗器械制造企业平均研发投入不足3%，创新能力普遍偏弱，同质化竞争严重，技术进步缺乏后劲，严重影响产品竞争力；中高端产品以仿制和集成为主，缺乏中高端原创技术，高端医疗器械的核心技术一直被国际大型医疗器械企业垄断，国内企业还没有掌握大型医疗器械关键核心技术的研发能力，研发与创新能力处于低水平状态。

（一）创新型人才缺乏

目前医疗器械的发展越来越向专业化、精细化、高科技化方向发展，是高新技术融合的新兴产业，医疗器械的竞争已经演变为先进技术的竞争。医疗器械涉及的学科有物理学、机械学、电子学、医学、分子生物学、软件学、药学等诸多领域，所需的创新性人才也是多样化、综合性、复合型人才。近年来，我国越来越重视医疗器械专业化人才的培养，许多高校都开设了生物医学工程专业。该专业是一门理、工、医相结合的边缘学科，是多种工程学科向生物医学渗透的产物。交叉学科人才的培养对促进我国医疗器械研发能力的提高具有十分重要的作用。

医疗器械的研发需要一个强大的综合性团队。出于技术垄断方面的考虑，国外企业对中国市场的技术引进仍是设置重重壁垒，限制核心技术输入中国。因此，中国企业必须注重培养自身的研发能力。但目前我国医疗器械产业整体创新性较差，缺乏创新性人才，拥有医疗器械专利数量远远低于发达国家。我国的医疗器械的研发主体仍是科研院所和高等院校，大中型企业内部设置科研机构的比重还比较少。由于人才支撑不足、自主知识产权的核心技术缺乏、技术标准落后，我国在制造高端医疗设备方面缺乏专门人才，缺乏核心技术，缺乏一整套严格技术制造标准。我国医疗器械产业的技术水平提不上去，最主要的就是缺乏专业人才。造成这种现状的原因有许多，但有一点不可忽视，我国研发人员能力与发达国家相比没有明显不足，但我国缺少医疗器械产业方面既懂临床又懂制造的复合型人才。许多医疗器械研发部门的研发人员，缺少临床一线经验，"闭门造车"的结果是许多花费大量时间、金钱的产品最终发现不适用于临床，没有临床应用前景；相反，很多临床医生在实践中亟须解决的问题不能及时反馈给医疗器械生产厂家，对产品加以改进。在国外，医疗器械的生产研发团队不仅仅是精通电子、机械的研发人员，还包含以往具有临床经验的医生。因此，国外设计和研发的医疗器械产品，具有较强的市场应用价值和应用前景。我国科研人员能够制造神舟飞船、高铁、航空母舰、大飞机，但为什么不能制造出国产的高端医疗设备？国家层面缺乏真正了解医疗器械生产、制造的专家，国家对医疗器械人才重视不够一直是困扰我国医疗器械产业最深层次发展的关键问题。我国在医疗器械领域顶尖人才稀少，更是缺乏医疗器械的人才储备。

（二）科研经费不足

相关学者专家认为，我国目前国家技术发展水平已经走在世界的前沿，以航天技术、高铁技术为例，我国已经处于世界领先水平。但政府在医疗技术研发领域投入明显不足。以数字化医疗为例①，该系统的研发需要巨额资金和人力，欧美都是由国家建设平台，企业创新应用程序就可以了，但目前我国的数字化医疗是由企业在搭建平台，若企业直接去开发这种平台的话，那么企业的压力非常大，它的周期太长。医疗器械研制花费高、周期长，绝大多数企业负担不起。同时由于政府对医疗器械制造业的政策导向不够，对医疗器械研发的资金支持严重不足，加之风险投资机制和信息市场建设尚不健全，缺少鼓励创新的机制和宏观环境，众多的医疗器械企业不愿或不能研发新产品，新产品研发一直处在较低水平。因此，高端医疗器械的发展需要国家来提供平台和支持政策。2013年3月，国家发改委组织实施2013年高性能医学诊疗设备发展专项，该项目主要涉及医学影像设备、先进治疗设备、体外诊断产品等领域，以整机研制带动核心关键技术、材料突破，并推动整机设备应用示范，以实现产业链上下游协同发展。这为国内医疗器械企业发展提供了很好的契机。2013年7月17日，工信部消费品工业司副司长吴海东表示，2013年国家将增加医疗器械专项扶持，将提供约15亿元专项资金，重点支持掌握核心部件和关键技术的医疗设备等。

此外，国家在给予企业大量研发经费的同时，还应当对经费分配及使用情况加以监督和管理。对于某一核心领域的研发，经费只提供给一家大型有资质的企业或者机构，尽量避免重复研

---

① 《高端医疗器械多为洋货　业内称国货信不过》，http://news.pharmnet.com.cn/news/2013/03/21/374260.html，2011 - 09 - 19。

究，保证原本就不多的科研经费能够用在实处。同时，对于研究进展实时跟踪，对于有突破点的研究可以继续给予资金支持，对于没有突破的研究及时停止经费支持；还应当大力发展转化医学，将科研成果及时转化为产品。

参考文献

［1］王晓庆、戚康男：《世界医疗器械产业概况及产业结构比较》，《中国医疗器械信息》2008 年第 14 期。
［2］刘景峰：《医疗设备维修：社会化号角吹响》，《医药经济报》2008 年 4 月 25 日。
［3］景玉琴：《产业安全概念探析》，《当代经济研究》2004 年第 3 期。
［4］《高端医疗器械多为洋货　业内称国货信不过》，http：//news. pharmnet. com. cn/news/2013/03/21/374260. html，2011 - 09 - 19。

Key Factors Influencing the Security of the Medical Device Industry

Li Xiaoying　Wang Lin

Abstract：A correct analysis of the factors that impact the security of medical device industry in China can give us a correct understanding of status of this industry. Based on the the factors of the environment of industrial security, market, policy, industrial structure, industrial innovation, this article analyzed the influence of these factors in the

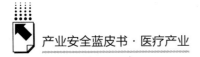
medical devices industry. This is very important for the development of the medical device industry security, and also provides a reference for the policy to promote the healthy development of the medical device industry.

Keywords: Medical Device Industry Security; Factors; Influence

B.8
我国医疗器械产业安全状况评估

荆竹翠　张　娜*

摘　要：

　　本文以产业安全理论为基础，通过分析医疗器械产业的外资控制力、产业对外依存度、产业国际竞争力以及对国内环境的评价，对我国现阶段医疗器械产业的安全状况进行评估。定量分析可以更加清晰地反映该产业的问题和受威胁的状态，同时也为维护医疗器械产业安全、推进该产业的健康发展提供借鉴。

关键词：

　　产业安全理论　医疗器械产业安全　评估

一　中国医疗器械产业国内环境评价

（一）劳动生产率

劳动生产率是指劳动者在一定时期内创造的劳动成果与其相应的劳动消耗量的比值，具体计算公式如下：

---

* 荆竹翠，北京交通大学经济管理学院讲师，研究方向为产业安全评价、模型构建、指数研究；张娜，北京交通大学经济管理学院讲师，研究方向为产业经济学。

$$劳动生产率 = \frac{劳动成果}{劳动消耗量}$$

劳动生产率水平可以用同一劳动在单位时间内生产某种产品的产值来表示，单位时间内生产的产品产值越多，劳动生产率就越高。劳动生产率是企业生产技术水平、经营管理水平、职工技术熟练程度等一系列生产因素的综合表现，劳动生产率的不断提高是产业结构调整的基础和动力，是产业和经济可持续增长的源泉。

根据公式计算出我国医疗器械产业劳动生产率，结果如表1所示。随着我国医疗器械平均生产水平表现出快速增长态势，我国医疗器械产业的劳动生产率呈逐年上升趋势。2006～2010年，人均产值由2006年的31.44万元/人增长至2010年的46.2万元/人，产业的平均劳动生产率保持了快速增长，充分表明行业正处于初级成熟阶段，未来发展前景广阔。

表1　我国医疗器械产业劳动生产率

单位：万元/人

年　份	2006	2007	2008	2009	2010
劳动生产率	31.44	34.92	39.48	40.8	46.2

资料来源：国家统计局。

同时，我们也应该看到，同发达国家相比，我国医疗器械产业的劳动生产率还处在比较低的水平。2005年，美国的医疗器械产业的劳动生产率就高达约30万美元；其次是日本，为17.34万美元。为了提高我国医疗器械产业的劳动生产率，只有政府推进和市场机制相结合，以企业为主体，以创新为动力，加快推进技术创新，高效推进医疗器械领域的关键技术、核心部件和重大产品创新，大幅提高医疗器械产业核心竞争力，提高医疗器械产业的劳动生产率。

（二）产业产值占 GDP 比重

产业产值占 GDP 比重可以大致反映该产业在国民经济中的地位。随着经济发展和居民生活水平提高，医疗器械产业 GDP 占比不断增长，逐步成为最活跃、发展最快的行业。中国医疗器械行业协会统计数据显示，在 2000～2009 年的 10 年间，中国医疗器械产业整体规模增长了近 5 倍（见表 2），工业增加值在全国 GDP 中所占比重稳步上升。从行业发展周期来看，医疗器械产业属于朝阳产业，特别是由于高增长、高科技含量、高附加值等特性，其发展水平已经成为一国综合实力与科技水平的重要标志之一，能够对现代技术发展和经济增长起到巨大的推动作用。

表2　我国医疗器械产业销售收入

单位：亿元

年份	2000	2001	2002	2003	2004	2005	2006	2007	2008	2009
销售收入	145	173	207	247	295	353	434	535	659	812

资料来源：中国医疗器械行业协会。

然而，从表3和图1中的相关数据可以看到，我国医疗器械制造业在国民经济中所占比重有限。虽然 2002～2010 年我国医疗器械产业产值占 GDP 比重总体呈上升趋势，但上升速度缓慢，并且占比最高的 2010 年，其比重也仅为 0.32%。早在 1993 年，美国的这一比重已经达到了19%。可见，我国医疗器械产业在国民经济中的地位有待增强，其发展道路还很长。

表3 我国医疗器械产业产值占 GDP 比重

单位：%

年 份	2002	2003	2004	2005	2006	2007	2008	2009	2010
产业产值占 GDP 比重	0.20	0.15	0.19	0.19	0.22	0.24	0.28	0.29	0.32

资料来源：国家统计局。

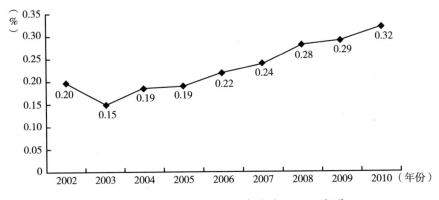

图1 我国医疗器械产业产值占 GDP 比重

资料来源：国家统计局。

从未来看，随着医疗体制改革的深入，国内和国际市场对医疗器械的需求和消费将持续增加，医疗器械产业将得到大力发展，在国民经济中的地位会进一步增强。

（三）资产平均利润率

资产平均利润率是指企业在一定时间内实现的利润与同期资产平均占用额的比率，从总体上反映我国医疗器械制造企业的获利能力，具体计算公式如下：

$$资产平均利润率 = \frac{企业在一定时间内实现的利润}{同期资产平均占用额}$$

从表4中的相关数据可以看到，2006～2010年，我国医疗器械产业的资产平均利润率基本稳定在12%左右，保持稳定且较高的资产利润率有助于整个行业的健康发展。

表4　我国医疗器械产业资产平均利润率

单位：%

年　份	2006	2007	2008	2009	2010
资产平均利润率	10.90	12.31	12.06	12.82	12.51

资料来源：国家统计局。

2012年前三季度上市公司的季报显示，18家医疗器械公司合计实现营业总收入84.32亿元，同比增长16.89%；合计实现净利润30.18亿元，同比增长10.25%，业绩增幅排名医药生物各子行业第二位。而单季度财务指标显示，自2008年国际金融危机爆发以来，医疗器械板块是医药生物6个子行业中唯一未出现过业绩下滑的板块。究其原因是因为基层医疗机构正成为我国医疗器械市场的消费主体，农村地区的常规医疗器械需求也将快速释放。根据科技部2012年的规划意见，"十二五"期间国内新增医疗器械产值预计达2000亿元。政策层面上，强化创新引导、加大政府投入、统筹多渠道融资等众多扶持举措的落实，有望拉动该行业产值的快速攀升及保持较高的利润率。

（四）就业人数增长率

近几年来，我国医疗器械产业需求旺盛。在旺盛需求带动下，医疗器械产业一直保持高速发展，其行业收入和利润平均增速远高于医药工业收入和利润增速。高技术医疗设备更是以每年14%左右的速度递增。如表5和图2所示，2002～2010年，我国医疗器械产业就业人数呈增长趋势，由13.33万人增加到24.36万人，除2003年、2005年外，增长率均为正值。应该说，作为资本和技术密集的高技术产业，我国医疗器械产业吸纳就业的能力有限，但其从业人数的增长可以在一定程度上反映我国医疗器械产业的发展。

表5　我国医疗器械产业就业人数及增长率

单位：人，%

年份	2002	2003	2004	2005	2006	2007	2008	2009	2010
人数	133339	85487	131354	129701	150114	172717	223142	233022	243625
增长率	5.05	-35.89	53.65	-1.26	15.74	15.06	29.20	4.43	4.55

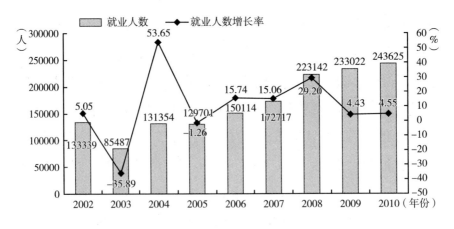

图2　我国医疗器械产业就业人数及增长率

资料来源：根据2006年、2010年、2011年《中国高技术产业统计年鉴》整理计算得到。

二 中国医疗器械产业国际竞争力评价

（一）国内市场占有率

医疗器械产业属于新兴的朝阳行业，但行业监管严格，进入壁垒较高；同时，医疗器械产品的差异性大，因而种类也非常繁多，细分行业差异性极强，产品系列盈利能力差距显著。目前，随着计算机技术的发展，一批尖端精密医疗仪器设备迅速得到广泛的应用，推动了整个医疗器械产业的发展，因而近 20 年来世界医疗器械产业的增长十分迅速

市场占有率是判断产业竞争力的主要因素。市场占有率越高，该产业产品的销售量越大。同时在规模经济的作用机制下，提高市场占有率还可以降低单位产品的成本并提高产业利润率。

经分析，得出医疗器械国内市场占有率的计算公式如下：

$$医疗器械国内市场占有率 = \frac{医疗设备及器械制造业总产值 - 医疗仪器及器械出口额}{医疗设备及器械制造业总产值 - 医疗仪器及器械净出口额}$$

从表 6 和图 3 可以看出，从 2000 年的 43.7% 到 2011 年的 71.4%，其中最高的是 2009 年的 72.9%，我国的国产医疗器械在国内市场上所占的比例波动还是很大的，但 2008 年以后稳定在七成多。自 2000 年算起，2002 年攀升到 63.2%，年均增幅达 21.17%。但是，在 2003 年陷入了谷底，不难看出，由于"非典"的肆虐，确实影响了中国医疗器械的进出口，此后原地崛起，势头迅猛。

表6　我国医疗器械产业国内市场占有率

年份	医疗仪器及器械进口额（万美元）	医疗仪器及器械出口额（万美元）	医疗设备及器械制造业当年价总产值（亿元）	国内市场占有率（％）
2000	92171	51524	101.9	43.70839
2002	121457	76054	235.87	63.23645
2003	165365	100125	203.63	46.87223
2004	195164	137960	296.4	53.00802
2005	221722	193829	352.5	51.61091
2006	206523	254548	473.82	62.19917
2007	243080	345873	610.4	65.27143
2008	287919	449507	832.4	72.23418
2009	359427	456438	973.5	72.93695
2010	463623	550190	1178.4	71.97268
2011	596485	652500	1384.7	71.43109

资料来源：中国经济社会发展统计数据库。

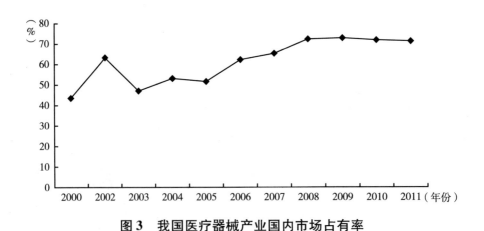

图3　我国医疗器械产业国内市场占有率

医疗器械产业属于开放性产业，"入世"后必将有更多的国外厂商把产品推向中国，医院也可以获得更多的实惠。但是，作为一个拥有13亿人口的大国，不能不发展自己的医疗器械工业。发展中国的医疗器械工业不光是医疗器械产业的事，也是全中国人民的事，既需要得到各行各业的大力支持，也需要国家在政策上予以扶持，并通过加大资金投入、提高科技含量，来促进产业上规模、产品上档次。只有这样，才能创立中华品牌，为人类做出更大的贡献。[1]

（二）国际市场占有率

国际市场占有率是指一国的出口总额占世界出口总额的比重，可反映一国某产业或产品的国际竞争力或竞争地位的变化，比例提高说明该国该产业或产品的出口竞争力增强。

国际市场占有率包括在开放的国际市场上，某国产品销售额占世界该类产品总销售额的比重、某国产品出口额占世界该类产品总出额的比重。

一个产业的国际竞争力强弱，最终将表现在该产业的产品在国际市场上的占有率。在自由、良好的市场条件下，本国市场和国际市场一样，都是对各国开放的。一种产品在国际市场的占有率，反映该产品所处产业的国际竞争力强弱。国际市场占有率越高，表示该产品所处的产业国际竞争力就越强；反之则越弱。

中国医疗器械市场潜力巨大，将维持快速增长。全球医疗器械产业成长性优于药品市场，未来将维持 10% ~ 15% 的复合增速。虽然发达国家占据了一半以上的市场份额，然而以中国为代表的发展中国家市场正在快速地成长，依靠成本优势和研发积累提升产业链地位（见图 4）。

---

① 桂福如：《质量与服务并重是提高国产医疗器械市场占有率的关键》，《中国医疗器械信息》2000 年第 4 期，第 42 页。

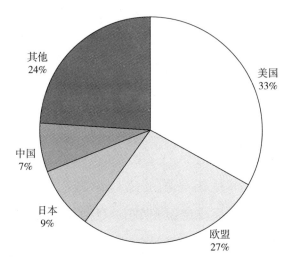

图4 2006年世界主要国家（地区）医疗器械销售收入占比

资料来源：2007年《中国医疗器械产业年鉴》。

据全国医保商会统计，2000年，我国医疗器械的出口额与进口额相比实现贸易逆差4.60亿美元，而且我国出口的医疗器械绝大多数为档次低、附加值不高的产品，但进口产品多为大型高技术仪器。科技部的一份报告中显示，2001年我国进口的医疗设备和器械中相当大一部分为数字化医疗设备，其国外品牌占有率已经达到80%～90%。而我国的医疗器械工业总产值仅占世界总销售额的2%。这些都表明，在世界医疗器械的贸易中，"买方"一直是中国长期扮演的角色。①

医疗器械国际市场占有率的公式如下：

$$医疗器械国际市场占有率 = \frac{医疗器械产品出口总额}{全球医疗器械总出口额}$$

---

① 《"海扶刀"多次出口世界医疗器械大国的启示》，http://www.cq.xinhuanet. com/view/2003 – 10/21 content_ 1083242. html。

由表 7 和图 5 可以看出我国医疗器械产业国际市场占有率大致的变化趋势，近几年来呈上升趋势，而且上升的幅度非常大。从 2000 年之前的不到 2% 发展到 2002 年的 2.36%，再到 2006 年的 4.53%，但至今该市场占有率也不超过 5%。我国医疗器械在国际市场上的比例是非常小的，即使是日本，也可以达到 14%，世界上自然是美国的市场占有率最高，可达 42%。

表 7　我国医疗器械产业国际市场占有率

年份	我国医疗器械年出口额（万美元）	全球医疗器械总出口额（万美元）	国际市场占有率（%）
2002	76054	3218700	2.36
2003	100125	3951700	2.53
2004	137960	4611000	2.99
2005	193829	5277800	3.67
2006	254548	5624500	4.53

　　资料来源：王晓庆、戚康南：《世界医疗器械产业概况及产业结构比较》，《中国医疗器械信息》2008 年第 10 期，第 17 页。

　　中国的医疗卫生事业有巨大的发展空间，经济的发展令人印象深刻，近些年医疗器械市场增长势头强劲。在过去 20 年中，中国已经成为世界医疗器械市场中的一个重要部分，从人口规模到购买力，中国正越来越吸引医疗器械制造商，没有人怀疑中国在医疗器械方面的巨大市场潜力。[①]

---

　　①　方华：《世界主要国家和地区的医疗器械市场简况——机遇与挑战》，《中国医疗器械信息》2009 年第 10 期，第 41 页。

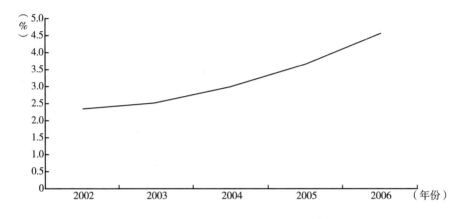

图5　我国医疗器械产业国际市场占有率

医疗器械行业是一个多学科、知识密集型、资本密集型的高新技术产业，涉及医疗、电子、机械、塑料等行业，反映一个国家的制造业水平。医疗器械产业是"十二五"期间行业发展的重点，但在目前的形势下，中国医疗器械行业的发展仍存在不平衡现象。因此，医疗器械行业不仅要扩大产业规模，适应未来的发展，同时考虑到各种营运能力和发展能力，从而促进医疗器械产业的可持续发展。①

（三）市场集中度

市场集中度是对整个行业市场结构集中程度的测量指标，用来衡量企业的数目和相对规模的差异，是市场实力的重要量化指标，并集中体现了市场的竞争和垄断程度。市场集中度是反映市场控制力的一个重要指标。本国企业的市场集中度越高，对本国

---

① 徐丽娟、陈玉文：《基于因子分析的我国医疗器械产业发展水平的实证研究》，《中国药房》2012年第32期，第3072页。

市场的控制力越强，产业也就越安全。实际计算中一般采用大型企业主营业务收入与全行业主营业务收入的比值来衡量市场集中度。具体公式如下：

$$市场集中度 = \frac{大型企业主营业务收入}{全行业主营业务收入}$$

如表 8 所示，我国医疗器械产业的市场集中度呈上升趋势，由 2004 年的 1.16% 增加到 2010 年的 11.77%。但从整体上看，我国医疗器械产业的规模结构分散。2009 年，我国共有医疗器械制造企业 1262 家，其中大型企业只有 7 家，比例不到 1%。[①]目前我国医疗器械生产企业约有 3000 家，但是大多规模较小，市场支配力有限。据中国保健协会对保健器械行业的最新调查显示，参与调查的 2152 家企业，能搜集到营业数据额的有 778 家。其中，年营业额超过 1 亿元的 32 家，仅占 4.1%，营业额在 1000 万元到 1 亿元之间的有 270 家，占 34.7%。

表 8 我国医疗器械产业的市场集中度

单位：%

年份	2004	2005	2006	2007	2008	2009	2010
产业集中度	1.16	2.68	3.31	10.53	12.46	12.2	11.77

资料来源：根据 2009 年、2010 年、2011 年《中国高技术产业统计年鉴》整理计算得到。

市场集中度的严重偏低导致我国医疗器械产业的规模效应和潜在生产力难以发挥，并且由于整个行业的规模偏小，行业的科

———————————

① 引自《中国高技术产业统计年鉴 2010》数据。

技投入与创新也受到极大的限制，以至于大多数医疗器械产品科技含量相对偏低，新产品开发滞后，抵御风险能力也偏弱，医疗器械产品的质量可靠性得不到国际承认，在国际高端产品市场上缺乏竞争力。

为了提高我国医疗器械产业的市场集中度，我国在研究、生产、销售等各环节已大力推行相应的 ISO 等各项质量管理规范，科技部在医疗器械科技产业"十二五"专项规划中提出到 2015年，"重点支持 10 ~ 15 家大型医疗器械企业集团，扶持 40 ~ 50 家创新型高技术企业，建立 8 ~ 10 个医疗器械科技产业基地和 10 个国家级创新医疗器械产品示范应用基地，完善产业链条，优化产业结构，提高市场占有率，显著提升医疗器械产业的国际竞争力"①。

随着未来经济的快速发展及市场需求的规模释放，医疗器械制造企业的兼并重组加速，该产业的集中度将大大提高，大型企业的产能将得到有效扩张，规模化效应将凸显；而众多小型企业，由于其医疗器械技术门槛不高，产品的差异化不明显，公司的经营与发展会面临较沉重压力，企业无效产能将被淘汰。

（四）研发费用

随着高新技术在医疗设备行业中应用，广泛的跨学科和技术集成性等成为医疗器械产业的显著特点，同时也体现出国家先进技术开发和技术综合应用的能力，是推动和引导多学科技术发展的重要引擎。高研发投入和高创新性是其区别于传统行业的重要特征。加大科技支持力度，增加研发费用投入，对于医疗器械产

---

① 引自《医疗器械科技产业"十二五"专项规划》。

业的发展具有关键性意义。我国医疗器械制造业是在 20 世纪 50 年代十分薄弱的基础上建立起来的，同时由于我国政府对于医疗器械制造业的政策导向不够，对于医疗器械研发的资金支持严重不足，致使我国医疗器械制造业的新产品研发缺少鼓励创新机制和宏观环境，因此，我国医疗器械制造业这些年来的发展一直走的是以仿制为主的道路，医疗器械的研发与创新能力处于低水平重复状态。

表 9 和图 6 反映了 2002～2010 年我国医疗器械产业的研发费用投入情况：2002～2010 年，我国医疗器械产业研发费用实

表 9　我国医疗器械产业研发费用及增长率

单位：亿元，%

年份	2002	2003	2004	2005	2006	2007	2008	2009	2010
研发费用	1.22	1.09	1.95	3.45	5.24	7.31	9.59	14.32	14.86
增长率	—	-10.66	78.90	76.92	51.88	39.50	31.19	49.32	3.77

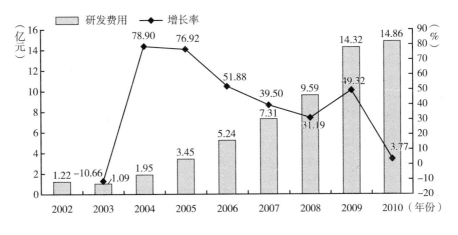

图 6　我国医疗器械产业研发费用及增长率

资料来源：国家统计局。

现了持续高速增长。研发费用总额从 2002 年的 1.22 亿元增长至 2010 年的 14.86 亿元；除 2003 年增长率为负、2010 年增长率较低以外，其余各年的研发费用增长率均在 30% 以上，2004 年、2005 年更是高达 78.90%、76.92%。较高的研发费用增长为我国医疗器械产业的快速发展奠定了基础。与此同时，应该注意到，我国医疗器械产业研发费用的绝对额度并不算高，图 6 和表 10 相比较，我国 2002 ~ 2010 年的研发费用总计为 59.03 亿元，远远低于强生公司一年的研发费用（75 亿美元）。除此之外，我国医疗器械产业总体技术水平与发达国家相比处于中等偏下水平，存在的问题包括产品链空白较多，很多高端整机产品尚属空白，很多核心技术和关键部件还不能掌握；创新能力薄弱，产、学、研结合不紧密；产业体系还比较脆弱等。① 而且国内医疗器

表 10　研发预算排名前 10 名的医疗器械公司及其研发费用

排名	公　　司	2011 年研发支出(亿美元)
1	强生公司	75.0
2	雅培实验室	41.0
3	西门子医疗	15.6
4	美敦力公司	15.1
5	GE 医疗	13.0
6	飞利浦医疗保健	9.67
7	百特	9.46
8	波士顿科学公司	8.95
9	柯惠医疗	5.54
10	碧迪公司	4.76

资料来源：http://www.bioon.com/industry/instrument/521794.shtml。

---

① 《2009 中国行业年度报告系列之医疗器械》，http://reportold.cei.gov.cn/doc/dzzsndbg/2009101400201.pdf。

械企业在研发上常常有短期行为，总是想去模仿当下销售好的产品，习惯在仿制中创新。但是，想要在世界上占有一席之地，就必须有原创的技术，不管是购买还是研制。同时，高等院校的研发和产业衔接存在障碍。有数据显示，目前我国科研院所和高校在生物学工程方面专利的转化率可能只有6%左右。

科技部为了加快医疗器械产业发展，支持中国的医疗卫生服务体系建设，促进医疗卫生体制改革的顺利实施，以及更好地满足人们的健康需求，颁布了医疗器械产业"十二五"发展规划。2015年，我国将"初步建立医疗器械研发创新链，医疗器械产业技术创新能力显著提升；突破一批共性关键技术和核心部件，重点开发一批具有自主知识产权、高性能、高品质、低成本和主要依赖进口的基本医疗器械产品，满足我国基层医疗卫生体系建设需要和临床常规诊疗需求；进一步完善科技创新和产业发展的政策环境，培育一批创新品牌，大幅提高产业竞争力，医疗器械科技产业发展实现快速跨越"[1]。在政策指导下逐步加大对中国医疗设备制造企业的研发投资。

（五）专利数目

专利申请数量是测度医疗器械产业创新能力的重要指标之一。表11和图7反映了我国2002～2010年医疗器械产业的专利申请数量。

2002～2010年，我国医疗器械产业专利数量呈较快上涨趋势。专利总量从2002年的46件上升至2010年的658件；增长

---

① 引自《医疗器械科技产业"十二五"专项规划》。

表11 我国医疗器械产业专利数目及增长率

单位：件，%

年份	2002	2003	2004	2005	2006	2007	2008	2009	2010
数目	46	49	114	90	202	180	527	434	658
增长率	—	6.52	132.65	−21.05	124.44	−10.89	192.78	−17.65	51.61

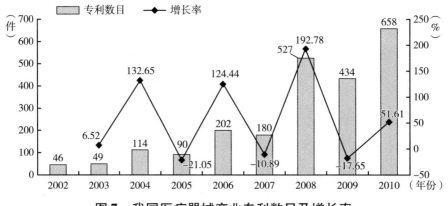

图7 我国医疗器械产业专利数目及增长率

资料来源：根据2006年、2010年、2011年《中国高技术产业统计年鉴》整理计算得到。

率则呈现较大的波动，每一个高速增长的年份过后会伴随一年的停滞整理期。专利数量的较快增长在一定程度上反映了我国医疗器械产业的发展和综合实力的提升，而进一步提高我国医疗器械产业的创新性则需要有效运用财税政策，加大对自主创新和产业化的支持力度，发挥产业政策的导向作用。

从上述分析来看，我国医疗器械的现状是专利数量上涨较快，但是专利平均被引次数与发达国家相比，存在很大差距。2003~2007年，世界医疗器械专利数量件数总计为100095件，总被引次数为39794件，平均被引次数为0.4次。其中，美国专

利数量 42228 件，总被引次数 21997 次，平均被引次数为 0.5
次；日本专利数量 31127 件，总被引次数 6164 次，平均被引次
数为 0.2 次；德国专利数量 6858 件，总被引次数 4497 次，平均
被引次数为 0.7 次；英国专利数量 1725 件，总被引次数 1515
次，平均被引次数为 0.9 次；而我国申请世界医疗器械专利数量
为 3431 件，总被引次数仅为 243 次，平均被引次数为 0.07 次。
专利的多少体现了技术的创新能力，专利平均被引次数体现了科
技水平的高低。上述数据反映了我国医疗器械的技术创新能力亟
待提高。科技部在医疗器械科技产业"十二五"专项规划中提
出，到 2015 年突破 20～30 项关键技术和核心部件，形成核心专
利 200 项；在若干前沿技术领域取得重要突破，并形成产业优势。

三 中国医疗器械产业对外依存度评价

（一）高端产品进口比重

我国高端医疗器械产品高度依赖进口，本报告采用高端产品
进口比重来表示我国医疗器械产业高端产品需求对进口的依赖程
度，计算公式为：

$$高端产品进口比重 = \frac{医疗器械高端产品进口总额}{医疗器械产品进口总额} \times 100\%$$

从表 12 可以看出，2006 年以来我国医疗器械产品的进口总
额呈现逐年上升趋势，且 2011 年增加幅度高达 35.51 亿美元。
与之相似，高端产品每年进口总额同样呈现上升趋势，2011 年
增量高达 24.01 亿美元，占当年进口增幅的 67.61%。

表 12　我国医疗器械产业进口分类统计

单位：亿美元

年份	进口总额	医用敷料	一次性耗材	医院诊断与治疗	保健康复用品	口腔设备与材料
2006	36.80	1.20	3.70	30.50	0.83	0.57
2007	42.82	1.36	4.36	35.69	0.68	0.73
2008	52.16	1.62	6.00	42.75	0.81	0.99
2009	61.05	1.63	7.20	50.14	0.82	1.26
2010	73.36	2.08	8.81	59.45	1.49	1.53
2011	108.87	1.96	11.19	82.29	10.72	2.7

　　资料来源：中华人民共和国商务部网站；中国医药保健品进出口商会网站；蒙志莹、蔡天智：《我国医疗器械产业现状与国际化》，《中国医疗器械信息》2007年第4期，第57~60页。

　　医院诊断与治疗设备、口腔设备与材料属于高端医疗器械产品，根据公式和表12计算得出我国医疗器械产业高端产品进口比重，结果如表13和图8所示。

表 13　我国医疗器械产业高端产品进口比重

单位：%

年　份	2006	2007	2008	2009	2010	2011
高端医疗器械进口比重	84.43	85.04	83.86	84.19	83.12	78.07

　　如图8显示，整体看来，自2006年以来我国高端医疗器械进口所占比重一直处于较高水平，2010年以前一直处于83%以上，即使2011年大幅下降但仍占78.07%。虽然2007年与2009年两年有轻微上升但整体仍呈现逐步下降趋势。在医疗器械进口总量保持持续上升趋势的背景下，我国高端医疗器械进口比重的

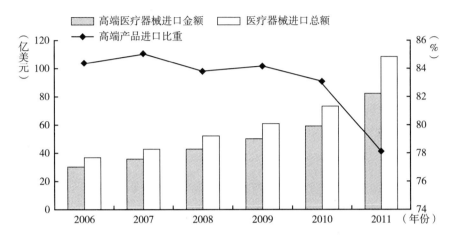

图8　我国医疗器械产业高端产品进口金额及比重

下降表明一直以来我国的高端医疗器械获得了持续发展，对外依赖程度逐年下降。但值得注意的是与西方发达国家相比，这一比重仍然很高，表明我国高端医疗器械产业仍然需要发展完善，高端医疗器械产业技术亟待提高。

（二）低端产品出口比重

我国医疗器械出口产品中，低端医疗器械产品占的比例较高。这里用低端产品出口比重来表示我国医疗器械产业低端产品出口对医疗器械产业出口的贡献程度，具体计算公式为：

$$低端产品出口比重 = \frac{医疗器械低端产品出口总额}{医疗器械产品出口总额}$$

2006～2011年我国医疗器械产业出口分类统计如表14所示，从中可以看出，2006年以来我国医疗器械产品的出口总额呈现逐年上升趋势，且2011年增加幅度高达18.52亿美元。但从每年的出口总量同比增长率来看，其波动幅度都比较大，整体呈现 W 形变化。与出口总额相似，低端产品每年出口总额同样呈现稳步上升趋势，但 2011 年出现轻微下降。从同比增减率来看，低端产品从 2008 年的同比增长 31.24% 逐年下降为 2011 年的同比下降 5.77%。

表 14　我国医疗器械产业出口分类统计

单位：亿美元

年份	出　　口					
	出口总额	医用敷料	一次性耗材	医院诊断与治疗	保健康复用品	口腔设备与材料
2006	68.70	22.30	11.00	21.10	13.40	0.87
2007	84.15	24.05	14.25	27.46	16.94	1.45
2008	110.67	31.13	18.54	36.16	22.83	2.01
2009	122.45	41.36	19.20	37.71	21.69	2.48
2010	138.59	46.88	19.22	45.44	24.16	2.89
2011	157.11	24.62	26.59	67.5	33.84	4.55

资料来源：中华人民共和国商务部网站；中国医药保健品进出口商会网站；蒙志莹、蔡天智：《我国医疗器械产业现状与国际化》，《中国医疗器械信息》2007 年第 4 期。

医用敷料、一次性耗材属于低端医疗器械产品，根据公式和表 14 计算得出我国医疗器械产业低端产品出口比重，结果如表 15、图 9 所示。

表 15　我国低端医疗器械出口比重

单位：%

年　份	2006	2007	2008	2009	2010	2011
低端医疗器械出口比重	48.47	45.51	44.88	49.46	47.69	32.59

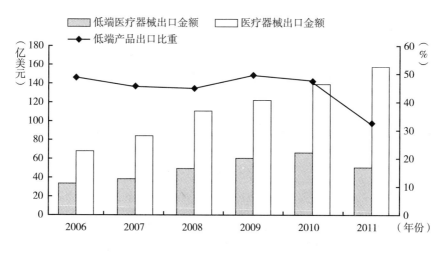

图 9　我国医疗器械产业低端产品出口金额及比重

如图 9 所示，2006 年以来我国低端医疗器械出口所占比重一直处于较高水平：2010 年以前一直处于 50% 左右，虽然 2011 年有较大程度下降，但仍然高达 32.59% 。这说明我国医疗器械产业出口仍是以低附加值的低端产品为主，技术水平低。但图 10 所示的较为乐观的一方面是，我国医疗器械产业低端产品出口比重处于整体下降的趋势，表明我国医疗器械产业技术得到了发展，出口结构正逐步得到改善。

因此，在我国医疗器械产业必将进一步发展壮大的趋势之下，我国更应注重对医疗器械产业的技术投入，在稳步保持低端产品竞争力的同时积极提高高端产品的科研投入，促进医疗器械产业产品进出口结构的优化，以使医疗器械产业稳定健康发展。

（三）医疗器械产业资本对外依存度

医疗器械产业资本对外依存度主要从投资结构、资产结构和进出口情况三个方面来考虑。

1. 从医疗设备及仪器仪表制造业投资结构看资本对外依存度

从投资结构的角度来看，医疗器械产业资本对外依存度与我国医疗设备及仪器仪表制造业的外商投资金额和全部投资金额有关。可以按照外商投资金额与全部投资金额的比值作为衡量标准，即：

$$医疗器械产业资本对外依存度 = \frac{医疗设备及仪器仪表制造业的外商投资金额}{全部投资金额}$$

通过 2005～2007 年的数据可以发现，医疗器械产业资本对外依存度在 20% 以下，在 15% 上下浮动。从这个角度看，医疗器械产业资本对外依存度并不高（见表 16）。

表 16　医疗器械产业投资情况

单位：万元，%

年份	金额或比重	合计	国有及国有控股投资	内资投资	外商投资	港澳台投资
2005 年	投资额	388337	21844	314786	60142	13409
	比重	100	5.36	81.06	15.49	3.45
2006 年	投资额	627158	41191	479682	82528	64948
	比重	100	6.57	76.49	13.16	10.36
2007 年	投资额	939717	66388	696826	187802	55089
	比重	100	7.06	74.15	19.99	5.86

资料来源：《2009 中国行业年度报告系列之医疗器械》，中国经济信息网。

2. 从医疗设备及仪器仪表制造业资产结构看资本对外依存度

从资产结构的角度来看，医疗器械产业资本对外依存度与我国医疗设备及仪器仪表制造业的外商投资企业总资产、医疗设备及仪器仪表制造业总资产有关。可以以外商投资企业总资产与全行业总资产的比值作为衡量标准，即：

$$医疗器械产业资本对外依存度 =$$
$$\frac{医疗设备及仪器仪表制造业的外商投资企业总资产}{全行业总资产} \times 100\%$$

由表 17、表 18 和图 10 可以发现，医疗器械产业资本对外依存度从 2009 年的 54.7% 降至 2011 年的 22.3%，资本对外依存度大幅下降。这说明我国本土医疗器械的企业发展迅猛，资本投入不断加大。但是也应该看到，一些高端医疗器械的生产商仍然由外资控制。

表 17　医疗器械产业资产总计

单位：亿元

年　　份	2009	2010	2011
资产数额	859.32	4952.8	6037.9

资料来源：《中国高技术产业统计年鉴 2012》。

表 18　医疗器械产业外商投资企业资产总计

单位：亿元

年　　份	2009	2010	2011
资产数额	470.08	1171.3	1345.0

资料来源：《中国高技术产业统计年鉴 2012》。

3. 从医疗设备及仪器仪表制造业进出口情况看资本对外依存度

从进出口的角度来看，医疗器械产业资本对外依存度与我国医疗仪器及器械进口额、医疗设备及仪器仪表制造业总资产有

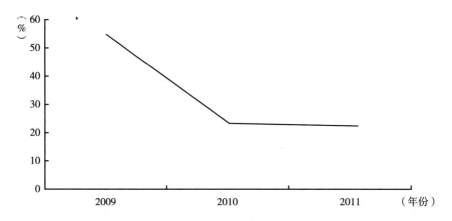

图 10　我国医疗器械产业资本对外依存度

关，可以以我国医疗仪器及器械进口额与全行业总资产的比值作为衡量标准，即：

$$\text{医疗器械产业资本对外依存度} = \frac{\text{医疗设备及仪器仪表制造业的外商投资企业总资产}}{\text{全行业总资产}} \times 100\%$$

由表 19 至表 21 和图 11 可以发现，我国医疗器械的外资依存度不断下降，从 2001 年的 12.87% 下降到 2011 年的 5.41%。由于医疗仪器及器械进口额的绝对值逐年上升，外资依存度不断下降说明我国的医疗器械产业的产值有了很大的增长。

表 19　医疗仪器及器械进口额

单位：万美元

年　份	2000	2001	2002	2003	2004	2005
进口额	92171	134988	121457	165365	195164	221722
年　份	2006	2007	2008	2009	2010	2011
进口额	206518	243080	287919	359427	463622	596485

资料来源：《中国统计年鉴 2012》。

表20 医疗设备及仪器仪表制造业当年价总产值

单位：亿元

年　份	2000	2001	2002	2003	2004	2005
总产值	526.1	652.95	758.85	911.44	1327.4	1785.3
年　份	2006	2007	2008	2009	2010	2011
总产值	2420.66	3128.2	3368.5	4394.3	5617.3	6884.2

资料来源：《中国高技术产业统计年鉴2012》。

表21 医疗器械产业资本对外依存度

单位：%

年　份	2000	2001	2002	2003	2004	2005
依存度	10.91	12.87	9.96	11.30	9.16	7.73
年　份	2006	2007	2008	2009	2010	2011
依存度	5.30	4.83	5.31	5.10	5.14	5.41

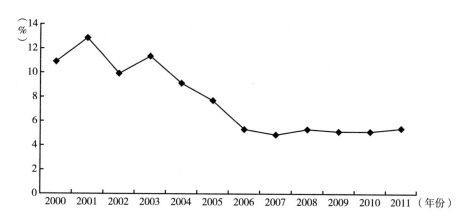

图11 医疗器械产业外资依存度

（四）产业技术对外依存度

医疗器械产业技术对外依存度是衡量我国医疗器械产业的经

209

济科技发展对国外技术的依赖程度的重要指标，通常可以从科技研发经费的角度进行考察，具体计算公式如下：

$$医疗器械产业技术对外依存度 = \frac{技术引进经费}{R\&D 经费 + 技术引进经费} \times 100\%$$

由于医疗设备及仪器仪表制造业大中型企业在资金、技术、产值等方面对整个医疗设备及仪器仪表制造业具有重要的影响力，因此，我们可以通过对医疗设备及仪器仪表制造业大中型企业的技术引进经费和 R&D 经费进行统计，研究我国医疗设备及仪器仪表制造业的技术对外依存度。

通过医疗设备及仪器仪表制造业大中型企业 R&D 经费内部支出（见表22 和图12）、医疗设备及仪器仪表制造业大中型企业技术引进经费支出（见表23 和图13）以及医疗器械产业技术对外依存度（见表24 和图14）可以得出以下结论：

表22　医疗设备及仪器仪表制造业大中型
企业 R&D 经费内部支出

单位：万元

年份	2000	2005	2006	2007	2008	2009	2010	2011
费用	41607	165862	206989	305093	402902	549305	623856	860804

资料来源：《中国高技术产业统计年鉴2012》。

表23　医疗设备及仪器仪表制造业大中型企业技术引进经费支出

单位：万元

年份	2000	2005	2006	2007	2008	2009	2010	2011
费用	11829	2300	12526	22615	45142	38510	63195	59306

资料来源：《中国高技术产业统计年鉴2012》。

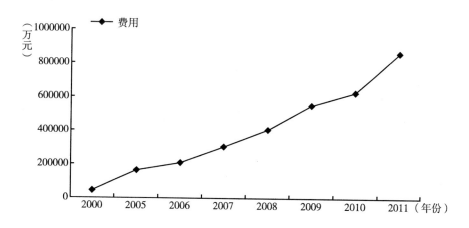

**图 12　医疗设备及仪器仪表制造业大中型
企业 R&D 经费内部支出**

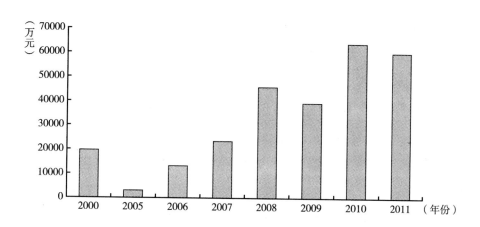

**图 13　医疗设备及仪器仪表制造业大中型
企业技术引进经费支出**

表 24　医疗器械产业技术对外依存度

单位：%

年份	2000	2005	2006	2007	2008	2009	2010	2011
依存度	22.1	1.4	5.7	6.9	10.1	6.6	9.2	6.4

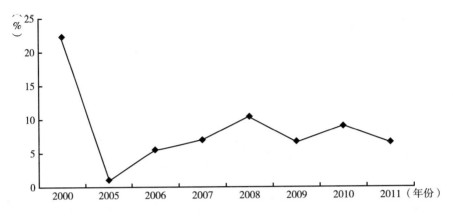

图14 医疗器械产业技术对外依存度

从整体上看，我国医疗器械产业技术对外依存度基本稳定在10%以下，在6%上下浮动。除2000年出现了22.1%的突然提高之外，其他年份的技术依存度相对平稳。

尽管对外技术依存度基本稳定，但是医疗设备及仪器仪表制造业大中型企业R&D经费内部支出的绝对值却在不断上涨，这说明我国大中型医疗企业更加重视产品的研发和科技创新。

从医疗设备及仪器仪表制造业大中型企业技术引进经费支出来看，技术引进费用的绝对值也呈不断上涨的趋势。这说明我国在扩大医疗制造企业自主研发的同时也非常注重引进国外先进技术。

四 中国医疗器械产业控制力评价

（一）外资市场控制度

外资市场控制度是反映外资对本国市场控制情况的主要指

标。该指标由外资控制企业所占市场份额占国内产业总的市场份额的比重来衡量，外资市场控制度越高，产业安全状况所受到的影响程度越大。本文采用的计算方法如下：

$$外资市场控制度 = \frac{"三资"企业主营业务收入}{行业主营业务收入总额}$$

外资市场控制度指标衡量分析 FDI 对于我国某产业市场的控制程度。由表 25 和图 15 可知，2004～2010 年，我国医疗器械产业外资市场控制度均在 40% 以上，2005 年最高达到 55.11%，外资市场控制度一直处于较高水平。2005 年后外资市场控制度开始逐年下降，并于 2010 年达到近几年的低点 42.4%，但仍然能够体现外资企业对我国医疗器械产业市场的巨大冲击。

表 25　我国医疗器械产业外资市场控制度

年份	"三资"企业主营业务收入（亿元）	主营业务收入（亿元）	外资市场控制度（%）
2004	149.8	285.0	52.56
2005	188.2	341.6	55.11
2006	239.9	454.0	52.83
2007	296.9	588.1	50.48
2008	380.2	795.4	47.80
2009	420.1	939.3	44.72
2010	485.7	1148.5	42.40

资料来源：2010 年、2011 年《中国高技术产业统计年鉴》。

（二）固定资产受控率

固定资产受控率是从企业固定资产的角度反映外资对国内产业资产控制的程度，具体计算公式如下：

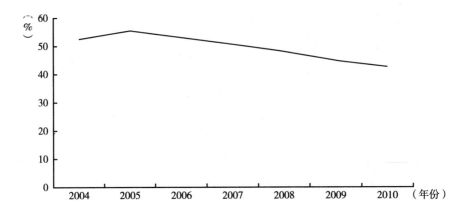

图15　我国医疗器械产业外资市场控制度

$$固定资产受控率 = \frac{"三资"企业固定资产原价}{行业固定资产原价}$$

除2003年外，"三资"企业固定资产原价呈逐年增长趋势；固定资产受控率则呈波动上涨趋势，且受控程度基本在40%以上，反映我国医疗器械产业的固定资产受控程度高（见表26和图16）。

表26　医疗器械产业固定资产受控率

年份	"三资"企业固定资产原价（亿元）	固定资产原价（亿元）	固定资产受控率（％）
2000	11.5	34.8	33.05
2001	16.3	39.4	41.42
2002	18.3	43.8	41.78
2003	9.7	34.1	28.27
2004	22.8	46.3	49.35
2005	28.7	53.5	53.58
2006	36.7	71.3	51.51
2007	47.5	95.0	49.98
2008	56.0	128.8	43.48
2009	204.9	280.6	73.02
2010	438.1	996.2	43.98

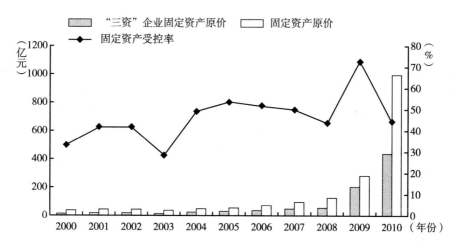

图16 医疗器械产业固定资产受控率

资料来源：2006年、2009年、2011年《中国高技术产业统计年鉴》。其中，2009年、2010年数据为总资产额，反映的是总资产受控度。

（三）外资技术控制度

我国医疗器械产业外资技术控制度可以通过外资有效发明专利控制度、外资研发费用控制度和外资新产品产值控制度三个指标共同描述。

1. 外资有效发明专利控制度

外资有效发明专利控制度采用医疗器械产业"三资"企业有效发明专利数占行业有效发明专利数的百分比来表示，其具体计算公式如下：

$$有效发明专利控制度 = \frac{"三资"工业企业有效发明专利数}{行业有效发明专利数}$$

如表27和图17所示，2000～2010年，外资有效发明专利控制度呈现出较大的波动，且波动无明显趋势，平均水平为20%。

其中，最高的 2002 年曾高达 50%，较低的 2000 年、2003 年则只有 6.12%，2009 年的这一指标为 35.71%，处于较高水平。

表 27　医疗器械产业外资有效发明专利控制度

年份	"三资"企业有效发明专利数 （件）	行业有效发明 专利数（件）	外资有效发明专利控制度 （%）
2000	6	98	6.12
2001	12	105	11.43
2002	23	46	50.00
2003	3	49	6.12
2004	20	114	17.54
2005	30	90	33.33
2006	22	202	10.89
2007	36	180	20.00
2008	64	527	12.14
2009	155	434	35.71
2010	178	658	27.05

资料来源：根据 2006 年、2010 年、2011 年《中国高技术产业统计年鉴》整理、计算得到。

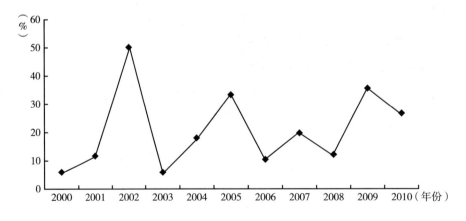

图 17　医疗器械产业外资有效发明专利控制度

2. 外资研发费用控制度和新产品产值控制度

外资研发经费控制度用"三资"企业研发经费内部支出占行业研发经费内部支出的百分比来表示；外资新产品产值控制度由"三资"企业新产品产值占行业新产品产值的百分比来表示，其计算方法分别如下：

$$研发费用控制度 = \frac{"三资"企业研发经费内部支出}{行业研发经费内部支出}$$

$$新产品产值控制度 = \frac{"三资"企业新产品产值}{行业新产品产值}$$

如表 28 和图 18 以及表 29 和图 19 所示，2000～2010 年，外资研发费用控制度和外资新产品产值控制度呈现相关性较大的波动，且 2005 年以后外资技术控制水平显著高于较前年度外资技术控制水平，两项指标主要呈波动上升趋势。其中，2010 年外资研发费用控制度和新产品产值控制度分别为 33.24% 和 34.94%，处于较高水平。

表 28　医疗器械产业外资研发费用控制度

年份	"三资"企业 R&D 经费内部支出（亿元）	行业 R&D 经费内部支出（亿元）	外资研发费用控制度（％）
2000	0.27	0.75	36.00
2001	0.18	0.68	26.47
2002	0.29	1.22	23.77
2003	0.09	1.09	8.26
2004	0.50	1.95	25.64
2005	2.15	3.45	62.32
2006	3.18	5.24	60.69
2007	4.56	7.31	62.38
2008	2.37	9.59	24.71
2009	6.18	14.32	43.16
2010	4.94	14.86	33.24

资料来源：根据 2006 年、2010 年、2011 年《中国高技术产业统计年鉴》整理、计算得到。

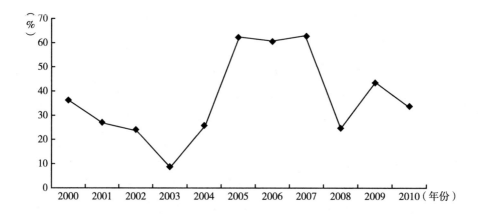

图 18　医疗器械产业外资研发费用控制度

表 29　医疗器械产业外资新产品产值控制度

年份	"三资"企业新产品产值（亿元）	行业新产品产值（亿元）	外资新产品产值控制度（％）
2000	2.68	12.25	21.88
2001	2.27	12.96	17.52
2002	2.96	15.79	18.75
2003	2.39	12.19	19.61
2004	2.44	27.24	8.96
2005	14.74	33.25	44.33
2006	11.63	39.42	29.50
2007	36.23	72.93	49.68
2008	46.50	98.88	47.03
2009	59.01	177.88	33.17
2010	33.02	94.5	34.94

资料来源：根据 2006 年、2010 年、2011 年《中国高技术产业统计年鉴》整理、计算得到。

　　总体来看，我国医疗器械产业的外资控制度不容乐观，外资市场控制度、固定资产控制度以及技术控制度等相关指标均于 2010 年达到较高水平，值得我们更进一步关注和研究（见图 20）。

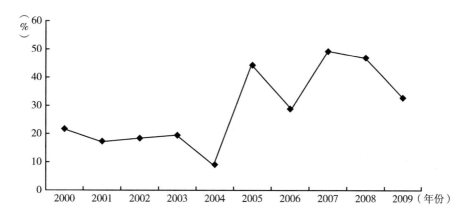

图 19　医疗器械产业外资新产品产值控制度

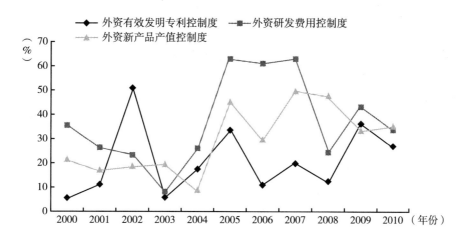

图 20　医疗器械产业外资技术控制度

参考文献

［1］《"海扶刀"多次出口世界医疗器械大国的启示》http：//www. cq. xinhuanet. com/view/2003 – 10/21content_ 1083242. html。

［2］《2009 中国行业年度报告系列之医疗器械》，http：//reportold. cei. gov. cn/

doc/dzzsndbg/2009101400201. pdf。

［3］ 方华：《世界主要国家和地区的医疗器械市场简况——机遇与挑战》，《中国医疗器械信息》2009 年第 10 期。

［4］ 桂福如：《质量与服务并重是提高国产医疗器械市场占有率的关键》，《中国医疗器械信息》2000 年第 4 期。

［5］ 李孟刚：《产业安全理论研究》，经济科学出版社，2012。

［6］ 蒙志莹、蔡天智：《我国医疗器械产业现状与国际化》，《中国医疗器械信息》2007 年第 4 期。

［7］ 徐丽娟、陈玉文：《基于因子分析的我国医疗器械产业发展水平的实证研究》，《中国药房》2012 年第 32 期。

Evaluation of Medical Device Industrial Security in China

Jing Zhucui   Zhang Na

Abstract：Based on the theory of industrial security, we evaluate the control force of foreign capital, the Foreign-trade dependence, the international competitiveness, the domestic environment of the medical device industry, and evaluate the security of the medical device industry in china. The Quantitative analysis can clearly reflect the industry's problems and threatened status. And we provide reference for maintaining and promoting the development of the medical device industrial security.

Keywords：The Theory of Industrial Security；The Security of Medical Device Industry；Evaluation

B.9
我国医药产业和医疗器械
产业安全的定量评价

荆竹翠*

摘　要：

医药产业的安全发展关系国计民生。本文选取2004～2011年的数据为样本，结合数据的可获得性，最终确定了外资市场控制率、外资股权控制率、资本对外依存度、中成药所占比重、国内市场占有率、医药产业占GDP的比重、中成药比上年增长率、就业人数增长率8项指标定量评价医药产业的安全度，用指标研发费用、产业集中度、专利数目、产业产值占GDP比重、资产平均利润率、就业人数增长率、劳动生产率、产业能耗8项指标定量评价医疗器械产业的安全度，最后提出了相应的政策建议。

关键词：

医药产业　医疗器械产业　指标　安全度

---

* 荆竹翠，北京交通大学经济管理学院，研究方向为产业安全评价、模型构建、指数研究。

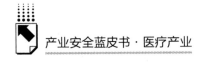

一　引言

产业安全是经济安全的基础和核心，是国家制定产业政策、实行经济干预最基本的出发点。开展产业安全评价工作，分析制约产业生存与发展的关键问题与重大威胁，对于我国在经济全球化背景下有效维护产业安全，具有重要的实践意义和现实意义。

医疗产业作为一种特殊的产业，关乎人类的生存和健康，在提高医疗产业安全意识的同时，定量评估我国医疗产业安全度，梳理对医疗产业安全运行有影响的因素，为相关部门制定政策法规提供依据，对于我国的医疗产业安全发展具有重要的意义。

二　方法介绍

（一）因子分析法

因子分析法是一种多元统计分析方法，它从所研究的全部原始变量中将有关信息集中起来，通过探讨相关矩阵的内部依赖结构，将多指标综合成少数因子（综合指标），再现指标与因子之间的相关关系，并进一步探讨产生这些相关关系的内在原因。在因子分析法中，最常用的是主成分分析法，其基本原理和步骤如下。

1. 数据标准化处理

主成分分析法假定原变量是因子变量的线性组合。第一主成分有最大的方差，后续成分可解释的方差越来越少。从数学角度来看，这是一种降维处理技术。设估计样本数为 n，选取的资本

流动指标数为 p，则由估计样本的原始数据可得矩阵 $X = (X_{ij})_{n \times p}$。其中，$X_{ij}$ 表示第 i 年的第 j 个指标数据。将指标按下面公式进行标准化处理：

$$Y_{ij} = (X_{ij} - X_j^*) / \sqrt{\mathrm{Var}(X_j)} \quad (i = 1, 2, \cdots, n; j = 1, 2, \cdots, p) \qquad (1)$$

进行标准化处理后，可得到新的数据矩阵 $Y = (Y_{ij})_{m \times n}$。其中，$X_j^*$ 为第 j 项指标的均值，$\mathrm{Var}(X_j)$ 为第 j 项指标的方差。

2. 计算相关系数矩阵 R 和特征值

设 R_{ij} $(i, j = 1, 2, \cdots, p)$ 为原来变量 Y_i、Y_j 的相关系数，其计算公式为：

$$R_{ij} = \frac{\sum\limits_{k=1}^{n} (Y_{kj} - Y_i)(Y_{kj} - Y_j)}{\sqrt{\sum\limits_{k=1}^{n} (Y_{kj} - Y_i)^2 (Y_{kj} - Y_j)^2}} \qquad (2)$$

解特征方程 $|\lambda E - R| = 0$，求出特征值 λ_i $(i = 1, 2, \cdots, p)$。因为 R 为正定矩阵，所以其特征值 λ_i 都为正数，将其按大小顺序排列，即 $\lambda_1 \geqslant \lambda_2 \geqslant \cdots \geqslant \lambda_i \geqslant 0$。特征值是各主成分的方差，它的大小反映了各个主成分在描述被评价对象上所起的作用；然后根据方程 $|R - \lambda I| U = 0$ 可确定特征向量的矩阵 U。

3. 计算因子变量方差贡献率及累积方差贡献率，确定主成分个数

因子变量的命名解释是因子分析的另外一个核心问题。经过分析得到的主成分是对原变量的综合。在实际分析的过程中，主要是通过对载荷矩阵的值进行分析，得到因子变量和原变量的关系，从而对新的因子变量进行命名解释。

因子变量 Z_i 的方差贡献率为 $\lambda_j \big/ \sum_{j=1}^{p} \lambda_j$，累计方差贡献率为 $\sum_{j=1}^{m} \lambda_j \big/ \sum_{j=1}^{p} \lambda_j$。因子变量的方差贡献是衡量因子重要程度的指标，值越大说明对原变量的描述程度越大。一般取累积方差贡献率达 80%～95% 的特征值 λ_1，λ_2，$\cdots$，λ_m 所对应的 1，2，$\cdots$，m（$m \leqslant p$）个主成分。

因子载荷矩阵中的因子载荷量表示的是主成分 Z_i 与原始指标 X_i 的相关系数 $R(Z_i, X_i)$，因子载荷量揭示了主成分与各流动指标的相关度，利用它可较好地解释主成分的经济意义。

4. 计算因子得分

主成分确定以后，对每一样本数据，希望得到它们在不同因子上的具体数据值，这些数值就是因子得分，它和原变量的得分相对应。通过因子分析得到的结果可以用来综合判定。

$$P_m = W_1 Z_1 + W_2 Z_2 + \cdots + W_m Z_m \tag{3}$$

其中，W_1，W_2，$\cdots$，W_m 为主成分的方差贡献率；Z_1，Z_2，$\cdots$，Z_m 为因子得分。

（二）熵权法

熵权法是一种在综合考虑各项评价指标所提供信息的基础上，对各指标权重进行评价的方法。具体而言，熵权法是根据各指标所包含的信息量大小来确定权重的，某个评价指标所包含的信息量（或变异程度）越大，熵值就越小，该指标的权重越大；反之亦然。如果某个评价指标值的各个取值都相等，则该评价指标并不向系统提供有用信息，该指标权重为零。根据各评价指标所提供的信息计算熵值来确定各指标的权重，再对所有指标进行加权，可以得出较为客观的综合评价结果。

1. 评价矩阵的定义

假设有 m 个评价指标；每一个评价指标有 n 种不同取值。这 n 种不同取值可能分别来自 n 个专家对各评价指标的打分，也可能是在 n 个不同时期对评价指标的观测值，或者是对 n 个不同对象的评价。m 个评价指标对应于 n 种不同取值所构成的评价矩阵 R 为：

$$R = \begin{bmatrix} r_{11} & r_{12} & \cdots & r_{1m} \\ r_{21} & r_{22} & \cdots & r_{2m} \\ \vdots & \vdots & \cdots & \vdots \\ r_{n1} & r_{n2} & \cdots & r_{nm} \end{bmatrix} \qquad (4)$$

在产业安全评价中，R 即综合评价矩阵。为了去除不同指标的量纲，对评价矩阵 R 作归一化处理，得到矩阵 R'：

$$R' = (r'_{ij})_{n \times m} \qquad (5)$$

对于正向指标，归一化方法如下：

$$r'_{ij} = \frac{r_{ij} - \min\limits_{i=1}^{n} r_j}{\max\limits_{i=1}^{n} r_j - \min\limits_{i=1}^{n} r_j} \qquad (6)$$

对于反向指标，归一化方法如下：

$$r'_{ji} = \frac{\max\limits_{i=1}^{n} r_j - r_{ij}}{\max\limits_{i=1}^{n} r_j - \min\limits_{i=1}^{n} r_j} \qquad (7)$$

$r_j^{\min}$ 和 $r_j^{\max}$ 分别是第 j 个指标各取值中的最小值和最大值。

2. 基于熵理论的权重计算

在有 m 个评价指标 n 种取值的系统内，定义第 j 个评价指标

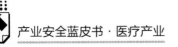

的熵值为：

$$H_j = -K \sum_{i=1}^{n} f_{ij} \ln f_{ij} \quad (j = 1, 2, \cdots, m) \tag{8}$$

公式（8）中，$f_{ij} = r'_{ij} / \sum_i r'_{ij}$，$K = 1/\ln n$，同时假定 $f_{ij} = 0$ 时，$f_{ij} \ln f_{ij} = 0$。

第 j 个指标的熵权 w_j 定义为：

$$w_j = \frac{1 - H_j}{m - \sum_{j=1}^{m} H_j} \tag{9}$$

（三）线性多属性综合评价模型

这种方法比较直观，它假定产业安全与各影响因素之间为线性相关。为简化起见，可以设产业安全度满足以下函数关系：

$$S = \beta_1 X_1 + \beta_2 X_2 + \cdots + \beta_m X_m \tag{10}$$

其中，S 为产业安全度；X_i 为各一级影响因素指标；β_i 为各一级指标的权重，且 $\sum_{i=1}^{m} \beta_i = 1$。

同时，X_i 满足以下关系：

$$X_i = \prod_{j=1}^{n^i} a_{ij} x_{ij}$$

其中，x_{ij} 为二级指标；a_{ij} 为二级指标的权重，$\sum_{j=1}^{n} a_{ij} = 1$。

三　指标构建

充分借鉴和利用国内外已有的产业安全及其关联性指标的研

究成果，遵循评价体系指标的设计原则，按照评价体系指标的设计方法，我们所构建的医药产业指标体系和医疗器械产业指标体系分别如表1、表2所示。

表1　医药产业指标体系

序号	指　　标	序号	指　　标
	一、产业国内环境评价	11	医药品国际市场占有率
1	工业总产值	12	研发费用
2	工业销售收入	13	产业集中度
3	工业利润率	14	专利数目占比
4	医药品国内市场占有率		三、产业对外依存度评价
5	就业增长率	15	产业资本对外依存度
6	劳动生产率	16	产业技术对外依存度
7	医药产业能耗占比	17	生化药进口比例
8	医药产业占 GDP 的比重		四、产业控制力指标
9	中成药比上年增长率	18	外资市场控制率
	二、产业国际竞争力评价	19	外资股权控制率
10	中成药出口占医药品出口比重	20	外资技术控制率

表2　医疗器械产业指标体系

序号	指　　标	序号	指　　标
	一、产业国内环境评价	9	专利数目
1	劳动生产率	10	高端产品进口比重
2	产业产值占 GDP 比重		三、产业对外依存度评价
3	资产平均利润率	11	资本对外依存度
4	就业人数增长率	12	产业技术对外依存度
5	国内市场占有率		四、产业控制力指标
	二、产业国际竞争力评价	13	外资市场控制率
6	医疗器械国际市场占有率	14	固定资产受控度
7	产业集中度	15	外资技术控制率
8	研发费用		

（一）数据的选取及处理

本文中医药产业的具体指标数据如表3所示，归一化后数据如表4所示。本报告中的医疗器械产业的具体指标数据如表5所示，归一化后数据如表6所示。

表3 医药产业的指标数据

单位：%

年份	外资市场控制率	外资股权控制率	资本对外依存度	中成药所占比重	国内市场占有率	医药产业占GDP的比重	中成药比上年增长率	就业人数增长率
2004	19.82	20.64	6.64	3.51	96.80	2.22	6.92	0.71
2005	24.06	22.12	7.14	3.33	97.10	2.24	22.84	3.59
2006	25.15	22.74	7.82	3.06	86.17	2.46	20.42	5.37
2007	25.28	25.08	7.92	2.59	94.93	2.53	19.91	2.98
2008	26.96	27.34	7.66	2.15	95.14	2.67	15.83	5.40
2009	28.02	28.38	7.32	1.92	95.25	2.92	21.70	5.04
2010	26.55	26.99	5.64	1.83	94.91	3.10	21.77	10.24
2011	24.52	24.72	4.59	1.97	94.70	3.33	33.70	11.26

表4 医药产业的指标数据标准化结果

年份	外资市场控制率	外资股权控制率	资本对外依存度	中成药所占比重	国内市场占有率	医药产业占GDP的比重	中成药比上年增长率	就业人数增长率
2004	1.00	1.00	0.38	1.00	0.97	0.00	0.00	0.00
2005	0.48	0.81	0.23	0.89	1.00	0.02	0.59	0.27
2006	0.35	0.73	0.03	0.73	0.00	0.22	0.50	0.44
2007	0.33	0.43	0.00	0.45	0.80	0.28	0.49	0.22
2008	0.13	0.13	0.08	0.19	0.82	0.41	0.33	0.44
2009	0.00	0.00	0.18	0.05	0.83	0.63	0.55	0.41
2010	0.18	0.18	0.68	0.00	0.80	0.79	0.55	0.90
2011	0.43	0.47	1.00	0.08	0.78	1.00	1.00	1.00

表5 医疗器械产业的指标数据

年份	研发费用（亿元）	产业集中度（%）	专利数目（件）	产业产值占GDP比重（%）	资产平均利润率（%）	就业人数增长率（%）	劳动生产率（万元）	产业能耗（万吨标准煤）
2006	5.24	3.31	202	0.22	10.90	15.74	31.44	1161.06
2007	7.31	10.53	180	0.24	12.31	15.06	34.92	1183.14
2008	9.59	12.46	527	0.28	12.06	29.20	39.48	1183.14
2009	14.32	12.20	434	0.29	12.82	4.43	40.8	1360.49
2010	14.86	11.77	658	0.32	12.51	4.55	46.2	1354.58

表6 医疗器械产业的指标数据标准化结果

年份	研发费用	产业集中度	专利数目	产业产值占GDP比重	资产平均利润率	就业人数增长率	劳动生产率	产业能耗
2006	0.00	0.00	0.05	0.00	0.00	0.46	0.00	0.00
2007	0.22	0.79	0.00	0.20	0.73	0.43	0.24	0.11
2008	0.45	1.00	0.73	0.60	0.60	1.00	0.54	0.11
2009	0.94	0.97	0.53	0.70	1.00	0.00	0.63	1.00
2010	1.00	0.92	1.00	1.00	0.84	0.00	1.00	0.97

（二） 确定主成分

通过 SPSS 软件分析得到总方差分解如表7所示。从总方差表中看出，前3个因子占总方差比例的93.731%，能概括原始数据的绝大部分信息，所以选取主成分1、2、3代替原始的8个指标。

（三） 求出因子载荷和得分矩阵

进一步分析主成分的经济意义，在各个因子变量不相关情况下，因子载荷量表示了原有变量和求出的因子变量的相关程度，

即原变量在第 m 个公共因子变量上的相对重要性。因此，因子载荷量绝对值越大，则公共因子和原有变量的关系越强，即求出的公共因子代表原有变量信息的综合程度和反映程度越高。

表7　解释的总方差

成分	初始特征值			提取平方和载入		
	合计	方差的百分比（%）	累积（%）	合计	方差的百分比（%）	累积（%）
1	4.626	57.828	57.828	4.626	57.828	57.828
2	1.715	21.434	79.262	1.715	21.434	79.262
3	1.157	14.469	93.731	1.157	14.469	93.731
4	0.406	5.080	98.811			
5	0.082	1.023	99.834			
6	0.013	0.165	99.999			
7	0.000	0.001	100.000			
8	−1.206E−17	−1.508E−16	100.000			

注：提取方法为主成分分析。

表8为医药产业因子载荷矩阵，从表8中可以看出医药产业占 GDP 的比重、中成药所占比重、就业人数增长率几个指标载荷系数的绝对值较大；第2主成分在资本对外依存度、外资市场控制率上的载荷系数的绝对值比较大；第3主成分在国内市场占有率上有较大的载荷系数。

表8　医药产业因子载荷矩阵

指　标	第1主成分	第2主成分	第3主成分
外资市场控制率	−0.723	0.661	0.030
外资股权控制率	−0.781	0.541	−0.300
资本对外依存度	0.539	0.822	0.088

指　　标	第 1 主成分	第 2 主成分	第 3 主成分
中成药所占比重	−0.946	0.195	−0.198
国内市场占有率	−0.026	0.277	0.931
医药产业占 GDP 的比重	0.962	0.184	0.020
中成药比上年增长率	0.752	0.263	−0.324
就业人数增长率	0.902	0.304	−0.221

根据表 9 的医药产业因子得分，第 1、2、3 主成分可表示为：

$$f_1 = -0.156x_1 - 0.169x_2 + 0.117x_3 - 0.205x_4 - 0.006x_5 + 0.208x_6 + 0.163x_7 + 0.195x_8$$

$$f_2 = 0.385x_1 + 0.315x_2 + 0.479x_3 + 0.114x_4 + 0.162x_5 + 0.107x_6 + 0.153x_7 + 0.177x_8$$

$$f_3 = 0.026x_1 - 0.259x_2 + 0.076x_3 - 0.171x_4 + 0.804x_5 + 0.017x_6 - 0.280x_7 - 0.191x_8$$

表 9　医药产业因子得分系数矩阵

指　　标	第 1 主成分	第 2 主成分	第 3 主成分
外资市场控制率	−0.156	0.385	0.026
外资股权控制率	−0.169	0.315	−0.259
资本对外依存度	0.117	0.479	0.076
中成药所占比重	−0.205	0.114	−0.171
国内市场占有率	−0.006	0.162	0.804
医药产业占 GDP 的比重	0.208	0.107	0.017
中成药比上年增长率	0.163	0.153	−0.280
就业人数增长率	0.195	0.177	−0.191

表 10 为医疗器械产业因子载荷矩阵，从中可以看出，研发费用、专利数目、产业产值占 GDP 比重、劳动生产率、产业能耗几个指标载荷系数较大；第 2 主成分在就业人数增长率、产业

集中度、专利数目上载荷系数的绝对值比较大。

根据表 11 的医疗器械产业因子得分，第 1、2 主成分可表示为：

$$f_1 = 0.163x_1 + 0.133x_2 + 0.140x_3 + 0.160x_4 + 0.141x_5 -$$
$$0.087x_6 + 0.160x_7 + 0.150x_8$$
$$f_2 = -0.090x_1 + 0.364x_2 + 0.257x_3 + 0.121x_4 + 0.037x_5 +$$
$$0.694x_6 + 0.101x_7 - 0.332x_8$$

表 10　医疗器械产业因子载荷矩阵

指　　标	第 1 主成分	第 2 主成分
研发费用	0.988	−0.109
产业集中度	0.803	0.441
专利数目	0.846	0.312
产业产值占 GDP 比重	0.972	0.147
资产平均利润率	0.858	0.045
就业人数增长率	−0.530	0.841
劳动生产率	0.969	0.122
产业能耗	0.907	−0.402

表 11　医疗器械产业因子得分系数矩阵

指　　标	第 1 主成分	第 2 主成分
研发费用	0.163	−0.090
产业集中度	0.133	0.364
专利数目	0.140	0.257
产业产值占 GDP 比重	0.160	0.121
资产平均利润率	0.141	0.037
就业人数增长率	−0.087	0.694
劳动生产率	0.160	0.101
产业能耗	0.150	−0.332

四 产业安全度评价

（一）指标熵值的计算

根据前文对评价指标的熵的定义，得到医药产业和医疗器械产业各个指标的熵值，计算结果如表12、表13所示。

表12 医药产业指标熵值计算结果

指标	外资市场控制率	外资股权控制率	资本对外依存度	中成药所占比重	国内市场占有率	医药产业占GDP的比重	中成药比上年增长率	就业人数增长率
熵值	0.85	0.85	0.75	0.78	0.93	0.81	0.91	0.87

表13 医疗器械产业指标熵值计算结果

指标	研发费用	产业集中度	专利数目	产业产值占GDP比重	资产平均利润率	就业人数增长率	劳动生产率	产业能耗
熵值	0.77	0.86	0.71	0.79	0.85	0.64	0.79	0.63

（二） 指标权重的计算

根据前文对熵权的定义，计算评价指标的熵权，医药产业和医疗器械产业各指标的权重计算结果如表14、表15所示。

表 14　医药产业的各指标权重

指标	外资市场控制率	外资股权控制率	资本对外依存度	中成药所占比重	国内市场占有率	医药产业占 GDP 的比重	中成药比上年增长率	就业人数增长率
权重	0.116	0.072	0.149	0.109	0.076	0.184	0.105	0.189

表 15　医疗器械产业的各指标权重

指标	研发费用	产业集中度	专利数目	产业产值占 GDP 比重	资产平均利润率	就业人数增长率	劳动生产率	产业能耗
权重	0.12	0.07	0.15	0.11	0.08	0.18	0.10	0.19

（三）产业安全度估算

利用线性多属性综合评价模型计算的 2004～2011 年医药产业安全度如表 16、图 1 所示；利用线性多属性综合评价模型计算的 2007～2010 年医疗器械产业安全度如表 17、图 2 所示。

表 16　医药产业安全度

年　份	2004	2005	2006	2007	2008	2009	2010	2011
医药产业安全度	0.435	0.441	0.432	0.430	0.425	0.427	0.439	0.457

表 17　医疗器械产业安全度

年　份	2007	2008	2009	2010
医疗器械产业安全度	0.38	0.71	0.33	0.42

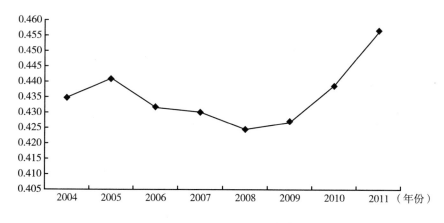

图 1　医药产业安全度

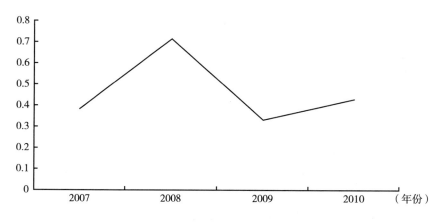

图 2　医疗器械产业安全度

从表 16 和图 1 中可以看出，我国的医药产业安全度从 2005 年到 2008 年呈下降趋势，尤其在 2008 年处于最低水平，究其原因，2008 年中成药比上年增长率比 2007 年降低了 4.1 个百分点，比 2009 年该指标降低了近 6 个百分点，使得该年度的安全度达到最低水平。2009～2011 年，我国医药产业安全度呈逐年上升趋势，这是因为我们所选择的评价指标值多数呈逐年上升的趋势，尤其是就业人数增长率在 2010 年和 2011 年有了大幅度的提升。总体来看，我国医药产业处于基本安全的状态，在中成药的研发水平方面仍需努力。

从表 17 和图 2 可以看出，我国医疗器械产业处于基本安全的状态。从评级值来看，除了 2008 年医疗器械产业是安全的，2007 年、2009 年和 2010 年医疗器械产业是不安全的。2008 年医疗器械产业的安全度的大幅提升是因为该年份的专利数目及就业人数增长率均取得了可喜的成绩。总体来看，我国医疗器械产业的安全度水平比较低，需要加大研发力度，提升自主创新能力。

参考文献

[1] 《2002～2009 年全球医药市场销售额及增长率》，http：//www. askci. com/data/viewdata192377. html。

[2] 《2012 年全球及国内医药产业形势分析》，http：//www. doc88. com/p－917955994885. html。

[3] 艾广乾：《中国医药产业集中度实证研究》，青岛大学硕士学位论文，2010。

[4] 杨珂、王晓燕、董利民：《我国医药卫生产业 2000～2010 年专利统计分析》，《首都医药》2011 年第 18 期。

[5] 王伟、唐莉、陈显友、何文瑶、丁川：《中国医药产业专利统计分析》，《科技管理研究》2006 年第 4 期。

[6] 《中国医药市场发展蓝皮书》，http：//www. askci. com。

[7] 刘黎、顾建平：《中国医药制造业安全问题研究》，苏州大学硕士学位论文，2008。

[8] 许铭、李娜：《浅析当前中国医药制造业产业安全状况》，《中国医药工业杂志》2011 年第 12 期。

［9］郑宝华、李东：《中国医药制造业产业安全及评价研究》，南京航空航天大学硕士学位论文，2010。

Quantitative Evaluation of the Security of the Pharmaceutical Industry and the Medical Device Industry

Jing Zhucui

Abstract： The Safe development of the pharmaceutical industry related to the people's livelihood. The data from 2004 to 2011 selected as the sample on this paper, and combined the availability data, we selected eight index to evaluate the degree of safety of pharmaceutical industry, including control rate in foreign market, control rate of foreign equity, the dependence on foreign capital, the proportion of traditional Chinese medicine, the domestic market share, the pharmaceutical industry accounted for the proportion of GDP, the year-on-year growth rate of traditional Chinese medicine, the growth rate of employment. We selected eight indexes to evaluate the degree of safety of the medical device industry, including research and development costs, the industrial concentration, the of number patent, the share of GDP produced by industry, the average profit rate of asset, the growth rate of employment, productivity of labour, industrial energy consumption. Finally, the corresponding policy and recommendations are put forward based on research findings.

Keywords： The pharmaceutical Industry; The Medical Device Industry; Index; The Degree of Safety of Industry

B.10
我国医疗器械产业安全的
发展机遇及对策

李晓颖 王 林*

摘 要:

我国医疗器械产业目前正面临前所未有的发展机遇与挑战，本文从社会政策支持、医疗卫生改革、人口老龄化等方面分析了我国医疗器械产业面临的机遇及挑战，并从国家宏观层面、创新性发展、产业结构升级等方面对促进医疗器械产业安全健康发展提出了相应的建议及对策。

关键词:

医疗器械产业安全 发展机遇 挑战 对策

新中国成立以来，我国医疗器械产业的发展经历了从无到有、从小到大的过程。2012 年，我国医疗器械规模以上企业收入已经达到 1565 亿元，年均复合增速超过 20%。衡量一个国家医疗器械产业的发展水平通常是通过比较医药产业与医疗器械产业的产值，发达国家医疗器械与医药业的产值比约为 1:1，但在我

---

* 李晓颖，医学硕士，放射治疗专业，北京大学第一医院放射治疗科住院医师；王林，医学硕士，骨科专业，北京医院骨科住院医师。

国器械收入仅占医药市场的 1/10。

虽然我国医疗器械产业近年来保持了较高的增长速度，但是产业集中度低、生产效率低、缺乏专业研发人员和研发资金、产业控制力较低是严重制约我国医疗器械产业发展的因素。随着人口老龄化的加重、人民对医疗卫生条件的需求不断增加，新医改对基层医疗机构的设备更新等条件为医疗器械产业带来了巨大需求。我国医疗器械产业必须抓住此契机，通过产业升级、产业结构转型，来提升自身的实力，缩小与国外医疗器械企业间的差距，打造具有国际影响力的品牌企业。因此，正确分析我国医疗器械产业的机遇并适时提出建议，才能保持医疗器械产业的有序发展，对于维护医疗器械产业的安全具有深远意义。

一 中国医疗器械产业发展机遇

（一）社会发展和政策环境因素

长期以来我国社会发展一直滞后于经济的发展，尤其是近年来我国 GDP 不断增长，但人民的收入并没有相应的增长。虽然 2012 年以来，党中央、国务院要求进一步加大收入分配改革，但这一局面还未得到根本性改变。

《国务院关于加快培育和发展战略性新兴产业的决定》（以下简称《决定》）认为，战略性新兴产业是引导未来经济社会发展的重要力量，发展战略性新兴产业已成为世界主要国家抢占新一轮经济和科技发展制高点的重大战略。《决定》指出根据战略性新兴产业的特征，立足我国国情和科技、产业基础，现阶段我国重点培育和发展节能环保、新一代信息技术、生物、高端装备制造、新能源、新材料、新能源汽车七大产业。

根据《决定》确定的目标，到2015年，我国战略性新兴产业形成健康发展、协调推进的基本格局，对产业结构升级的推动作用显著增强，增加值占国内生产总值的比重力争达到8%左右。到2020年，节能环保、新一代信息技术、生物、高端装备制造产业将成为国民经济的支柱产业，新能源、新材料、新能源汽车产业成为国民经济的先导产业。战略性新兴产业增加值占国内生产总值的比重力争达到15%左右。对于这些产业的发展目标，《决定》还提出，到2020年，战略性新兴产业创新能力大幅提升，并掌握一批关键核心技术，在局部领域达到世界领先水平；形成一批具有国际影响力的大企业和一批创新活力旺盛的中小企业；建成一批产业链完善、创新能力强、特色鲜明的战略性新兴产业集聚区。再经过十年左右的努力，战略性新兴产业的整体创新能力和产业发展水平达到世界先进水平，为经济社会可持续发展提供强有力的支撑。

医疗卫生保障是人民群众的最基本需求，医学技术和医疗设备的进步可以提高疾病预防和救治水平，因此医疗器械的发展水平与医疗卫生水平及人民群众的健康状况息息相关。促进医疗器械产业的发展既关系民生又可以促进产业结构升级。因此医疗器械产业随着经济的发展会成为中国经济未来的支柱产业，是经济安全涉及的重要领域。政策的颁布实施也为医疗器械产业的发展提供了保障。发展医疗器械产业对促进产业结构升级也有重要意义。

（二）我国深化医药卫生体制改革产生巨大需求

经济社会的发展使得我国人民对医疗卫生水平的要求也越来越高，医疗资源分配的不均衡和医疗保障体系的缺乏，加剧了农民"就医难"的情况。基层医疗卫生机构是基本医疗和公共卫生服务的重要载体，但目前我国广大基层及农村医疗卫生条件还比较落后，许多医疗器械设备还停留在 20 世纪 90 年代水平。近几年来，党中央、国务院高度重视医疗卫生事业，采取了一系列措施深化医药卫生体制改革，加强基层公共卫生与医疗服务机构建设，国家将更多的财力、物力投向基层，更多的人才、技术被引向基层，切实增强了基层的服务能力。我国"十一五"规划明确指出："建设社会主义新农村要积极发展农村卫生事业，加强以乡镇卫生院为重点的农村卫生基础设施建设，健全农村三级卫生服务和医疗救助体系。"《2009～2011 年深化医药卫生体制改革实施方案》中明确提出，在未来 3 年内我国将重点支持2000 所左右县级医院建设以及 2.9 万所乡镇卫生院的建设，并同时扩建 5000 所中心乡镇卫生院。新医改的实施过程中，政府将继续加大投入，改善基层医疗机构基础设施的建设，设备的更新换代势必会带来广大的医疗器械市场需求。据初步调查表明：我国乡镇卫生院所用的医疗器械基本上是国产的；县级综合医院所用的医疗器械中大部分是国产的，小部分是进口的；三级综合医院所用的医疗器械大部分是进口产品，国产的只占很小部分，在基层医疗机构建设中，由于新增医疗设备及更新换代，将会打开我国医疗器械市场的空间。

在设备更新的过程中，由于资金的限制势必会引导很大一部分医疗机构采购国产医疗设备。国内医疗器械企业应当把握这个机会，不仅仅依靠价格优势更应该以此为契机，提高自身产品质量，同国外医疗器械相比，以同质低价的优势占领市场。

（三）人口快速老龄化和城镇化加大医疗器械市场需求

随着生育水平下降及平均寿命的延长，人口老龄化已经成为全球性问题。我国自 1999 年开始就步入了人口老龄化社会。据联合国数据显示[1]，1990～2020 年预计世界老龄人口平均年增长速度为 2.5%，而我国老龄人口增长速度快于世界平均增长速度，预计为 3.3%。以北京市为例，截至 2008 年底，北京市老年人口总数已突破 254 万人，占到人口总数的 15%。2010 年人口第六次普查数据显示，我国 60 岁以上的老年人口为 1.7 亿人。由于特殊的生育政策及社会背景，我国人口老龄化有发展速度快、绝对数量大以及地区差异显著等特点。

老龄化的发展也将进一步加大老年人对医疗卫生服务的需求。在人口寿命普遍增加、老龄人口比例快速增加的情况下，疾病谱也在发生重大的改变，呈慢性病发病持续增加、慢性病发病低龄化、带病生存人口比例增加的现象。医疗器械在维护健康、防治疾病过程中具有不可替代的作用，人口老龄化必然会带来医疗器械市场的需求量加大。随着人口老龄化程度的加剧，势必增加养老机构及家庭医疗器械的需求量，养老机构的增加及家用医

---

① 池慧：《处于发展关键时期的我国医疗器械产业》，《中国医疗器械信息》2010 年第 1 期，第 1 页。

疗器械的普及，也会带来新的医疗器械市场需求增长点。

目前，我国进入了快速城镇化发展时期，到 2010 年我国城镇化水平已经达到 49.68%，预计今后我国城镇化水平将直线上升。目前我国 80% 的医疗机构分布在城市，而我国人口城市化水平只有不到 50%，在未来不到 20 年的时间里，随着城市化水平的加快，预计未来将有 3 亿农民进入城镇。随着大量农村人口转为城市人口，预防保健意识提高及城市化生活方式改变，必然会导致慢性病、重大疾病的发病率升高，增加对医疗卫生的需求，也将进一步加大医疗器械市场的需求。因此今后一段时期内，我国医疗器械需求将继续扩大，医疗器械市场的容量将继续增加，这为我国医疗器械产业的发展提供了重大的发展机遇。

（四）医院信息化趋势引发医疗器械需求增长

医疗领域的信息化和网络化是今后医疗管理的发展趋势，该发展趋势要求医疗信息的影像化、数字化，势必会带动高、精、尖医疗设备的需求增长。医院间数据信息的共享就需要建立医院信息系统，并进一步建立以医学影像存档与通信系统为核心的临床信息系统。PACS（Picture Archiving and Communication Systems）全称为医学影像存档与通信系统。是近年来随着数字成像技术、计算机技术和网络技术的进步而迅速发展起来的，旨在全面解决医学图像的获取、显示、存储、传送和管理的综合系统。PACS系统目前已经在全国医院开始普及，并且正在改变医院影像科室的工作方式。PACS 系统可以将不同影像设备连接在一起，实现医院内及医院间数据和图像的共享，今后医院系统将进一步实现无胶片化和影像数字化、信息化共享。PACS 市场的发展必然会带来高级影像设备及相关附属设备的需求增加，预计未来 PACS 的市场容量将达到 300 亿元以上①，医院信息化趋势给医疗器械生产企业带来了巨大的市场空间。

二 维护医疗器械产业安全发展的对策建议

"十二五"期间，政府大力支持医疗器械产业的发展，在各项政策刺激激励下，医疗器械产业发展迅速，虽然经历了金融危机的冲击，医疗器械产业依然保持了较快的发展。但我们仍应当正确认识医疗器械产业中存在的问题和不足，以及威胁我国医疗器械产业健康发展的因素。面对各种挑战和问题，我们应当采取相应的措施，以促进整个产业朝着健康有序的方向发展。

总体来讲，我国医疗器械产业应当在努力提升产品质量的同时，加大对新型高附加值产业的研发，努力建成几个具有国际竞争力的品牌企业。

（一）国家加强整体规划和宏观调控力度

良好的产业政策可以推动一个产业的快速发展，医疗器械产业的健康发展必须在国家宏观层面上给予整体规划和调控。首先，医疗器械产业的健康发展需要国家长远的规划和整体调控，医疗器械产业的快速发展需要在国家层面上全面统筹布局，制定长远发展规划。鉴于我国医疗器械目前存在的创新性差、产业规

① 《中国医疗器械行业现状及其未来发展趋势》，《财经界》2007 年第 10 期，第 1 页。

模小而散、在医疗器械标准制定方面不足的特点，医疗器械国家层面的发展规划应当包含创新性发展战略、产业整合发展战略和行业标准战略。

在创新性发展方面，国家应当对医疗器械企业给予科研经费支持，大力发展产学研结合的研究模式，培养综合性研发人员，整合创新资源，努力形成具有国际竞争力的研发团队，打造国际品牌的医疗器械品牌企业。目前国内医疗器械领域存在创新资源分散、企业间缺乏创新合作的问题。政府应当对医疗器械产业链进行整合、重组，促进行业内部创新资源优化组合，建立企业间医疗器械创新联合体，给予相应政策支持，鼓励大型企业间开展创新合作，资源共享，减少重复研发的情况。此外政府还应当培养、引进人才，促进创新团队优化组合。此外，由于大型医疗器械设备日益精密，高级设备维护工人也成为制约医疗器械发展的重要因素，政府机构还应当设立相应的专业培训机构，培养高级技术工人，最大限度地减少产品使用期对国外企业的依赖，减少设备后期运营成本。

在经济层面，国家应该加大对民族产业的政策扶持与保护力度。例如，采用一些税收、信贷等优惠政策，扶持我国医疗器械企业发展，对创新性产品简化行政审批程序，提供相应信贷支持，对成熟的创新性产品给予相应的税收优惠。在采购政策上有所倾斜和照顾，在同等条件下鼓励医疗机构优先采购国内医疗器械产品，同时加大对国外垄断高端医疗器械的税收。[1] 对于应用

---

① 聂颖、徐海平：《我国医疗器械产业现状及发展谋略》，《中国食品药品监管》2008 年第 9 期，第 24 页。

国产大型医疗设备的医院，在医保报销比例上可以与国外产品区别对待，促使更多的民众选择国产医疗器械。

（二）加大投入力度，健全产学研用创新体制

我国医疗器械产业对于高端医疗器械的核心技术还没有完全掌握，许多关键核心技术被国外大型医疗器械集团垄断，现时我国医疗器械生产水平只相当于发达国家 15 年前的水平。目前医疗器械的竞争在于核心技术，只有加大科技研发投入，促进医疗器械产品快速升级，提高产品的科技含量，才能使我国医疗器械产品在国际上具有一定的竞争力。但由于医疗器械涉及的相关技术领域广、不同设备间核心技术差异大，我国医疗器械高技术产品尤其是核心部件还不能实现自主生产，需要依赖进口。

因此，国家应当加大对医疗器械研发的投入，促进我国医疗器械产业快速发展。首先，国家需要加大对医疗器械基础研究[1]、应用基础研究、核心部件制造、关键材料、产品工艺升级改造等方面的投入，给予重点企业研发支持，促进医疗器械产业结构升级、产业研发创新。其次，采用相应政策优惠的方式，积极引导企业和社会投入相应研发经费，激发企业和社会的研发热情。再次，政府应当积极引导，建立以医疗器械企业为主体，大学科研院所为依托的产－学－研－医创新体系，加强从产品研发到市场销售等各环节的分工协作，完善相关政策体系，鼓励一线医务人员参与产品的研发，使产品更加适应临床应用。最后，国

---

[1] 池慧：《处于发展关键时期的我国医疗器械产业》，《中国医疗器械信息》2010 年第 1 期，第 25 页。

家应当调整高校招生计划，加大专业性医疗器械人才的培养。目前我国医疗器械行业专业化人才严重短缺，影响了产业的健康发展。因此，培养一批拥有医疗器械方面知识与能力的研发、生产、销售、维修的专业人才十分重要。由于医疗器械涉及多个领域，单一领域的人才已经无法胜任，国家需要对目前的高校专业进行调整，培育一批复合型人才。国家高校应当针对医疗器械行业的特殊性，设立专门的专业，可以从研发和技术维护两个层面促进专业化医疗器械人才的培养。此外，医疗器械企业还要加大员工的继续教育，对其专业知识的训练不断更新，培养员工的创新意识和创新能力。[①]

（三）构建自主创新产业集群，培育规模型企业

目前，我国医疗器械企业规模较小，产业集中度不高。为了促进医疗器械产业健康有序发展，相关部门应当从多方面出发，构建自主创新产业集群，培育规模型企业。目前医疗器械企业小而散的局面造成了一方面低端医疗器械产品的过度生产，供大于求；另一方面高端医疗器械方面创新性薄弱，一味仿制国外产品，在国际上无法形成具有竞争力的产品。一是国家应当对医疗器械企业统筹安排，调动地方政府及开发区的积极性，促进产业聚集和上下游配套单位的完善，以具体政策支持中小企业与龙头优势企业的分工合作、协作，通过提高产品标准认证等方法，促使一批中小企业与大型企业合并重组。二是应促进

---

① 池慧：《处于发展关键时期的我国医疗器械产业》，《中国医疗器械信息》2010年第1期，第1页。

企业自有品牌与集群品牌相结合，鼓励区域产业群内企业自主创新，发挥集群优势，促进产业群从低技术型向创新型转变，形成区域突出、辐射全国乃至全球的产-学-研-用一体化医疗器械产业体系。三是鼓励生产企业兼并重组，通过企业间整合提高生产集中度，鼓励具有持续创新能力的企业做精做强，鼓励通过企业间资本运作、重组、联合兼并等方式，培育一批具有核心竞争力的国际化医疗器械企业。

（四）重点布局，加快产业结构调整

目前，我国主要医疗器械产品还是以中低端产品为主，出口的医疗器械产品附加值较低，进口产品则以高端医疗器械为主。因此，国家需要调整医疗器械产业结构，推动产业升级。

首先，医疗器械产业的发展依赖相关产业的发展，因此，国家需要研究与之相关的基础性、关键性的核心技术、制造工艺和材料的研发，促进我国医疗器械产业向高技术、高附加值产品生产方向发展，解决制约我国医疗器械产业发展的关键问题和技术。由于医疗器械产业涉及领域众多，这不仅需要医疗器械企业的努力，还需要相应的电子行业、材料行业、软件研发行业等多个行业的通力合作，提高我国大型医疗器械的制造能力。其次，促进医疗器械产业结构升级和调整，推动医疗器械企业的兼并重组、优胜劣汰，加大产业资源整合，引导企业通过工艺升级和产品改造，生产一批高附加值产品，持续性地推动中国医疗器械产业良性竞争；促进中小医疗器械企业产业结构升级，以新技术、新工艺研发为突破点，支持企业技术创新、技术改造，并通过进一步提高产品质量的可靠性和稳定性，

扩大目前的市场占有率，以优质低价的竞争优势进一步开拓国际市场占有率。最后，由于家用小型医疗器械是新兴的医疗器械行业，我们应当抓住机遇，促进一部分中小企业研发新型实用性的小型家用医疗器械产品，打造相应品牌产品，占领家用医疗器械领域。

（五）健全监管体制，促进产业创新发展

医疗器械安全与人民的健康息息相关，民族医疗器械企业竞争力低的一个重要原因，在于其质量的不稳定性，导致医疗机构采购国产医疗器械存在疑虑，百姓使用国产医疗器械存在担心。因此，第一，国家应当建立和完善医疗器械安全监管制度，打造一流医疗器械安全监管体系，提高我国医疗器械产品使用安全性。相关部门应当进一步规范医疗器械领域市场，完善医疗器械监管法规，健全规章制度，理顺行政部门的管辖关系，实现主管部门的独立，制订相应的医疗器械标准，成立相应的检测机构，提高监管的专业水平和技术条件，对企业的日常生产管理进行监督。第二，对医疗器械使用环节加强监管，建设医疗器械不良事件监测平台及不良反应上报体系，确保使用安全。第三，建立有利于国产创新产品的申报制度，简化申报程序，对创新型产品给予相应政策支持，在保证质量的同时能够使其尽快上市。第四，建立和健全医疗器械标准认证体系，提高认证标准，加强认证力度，争取早日与国际标准接轨。①

---

① 池慧：《处于发展关键时期的我国医疗器械产业》，《中国医疗器械信息》2010年第1期，第1页。

参考文献

［1］池慧:《处于发展关键时期的我国医疗器械产业》,《中国医疗器械信息》2010 年第 1 期。

［2］《中国医疗器械行业现状及其未来发展趋势》,《财经界》2007 年第 10 期。

［3］聂颖、徐海平:《我国医疗器械产业现状及发展谋略》,《中国食品药品监管》2008 年第 9 期。

Opportunities and Countermeasures for the China's Medical Device Industry

Li Xiaoying   Wang Lin

Abstract:Currently, the China's medical device industry is facing unprecedented opportunities and challenges, this article analyzes many favors, such as social policy, health care reform and aging population. From the national macro-level, innovative development, industrial structure upgrading and other aspects, we put forward corresponding recommendations and countermeasures to promote the healthy development of the medical device industry.

Keywords:Medical Device Industry Security; Opportunity; Challenge; Countermeasure

中国皮书网

www.pishu.cn

发布皮书研创资讯，传播皮书精彩内容
引领皮书出版潮流，打造皮书服务平台

栏目设置：

- □ 资讯：皮书动态、皮书观点、皮书数据、皮书报道、皮书新书发布会、电子期刊
- □ 标准：皮书评价、皮书研究、皮书规范、皮书专家、编撰团队
- □ 服务：最新皮书、皮书书目、重点推荐、在线购书
- □ 链接：皮书数据库、皮书博客、皮书微博、出版社首页、在线书城
- □ 搜索：资讯、图书、研究动态
- □ 互动：皮书论坛

中国皮书网依托皮书系列"权威、前沿、原创"的优质内容资源，通过文字、图片、音频、视频等多种元素，在皮书研创者、使用者之间搭建了一个成果展示、资源共享的互动平台。

自2005年12月正式上线以来，中国皮书网的IP访问量、PV浏览量与日俱增，受到海内外研究者、公务人员、商务人士以及专业读者的广泛关注。

2008年、2011年中国皮书网均在全国新闻出版业网站荣誉评选中获得"最具商业价值网站"称号。

2012年，中国皮书网在全国新闻出版业网站系列荣誉评选中获得"出版业网站百强"称号。

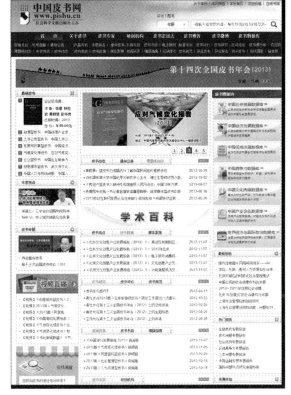

权威报告　热点资讯　海量资源

当代中国与世界发展的高端智库平台

皮书数据库　www.pishu.com.cn

　　皮书数据库是专业的人文社会科学综合学术资源总库，以大型连续性图书——皮书系列为基础，整合国内外相关资讯构建而成。该数据库包含七大子库，涵盖两百多个主题，囊括了近十几年间中国与世界经济社会发展报告，覆盖经济、社会、政治、文化、教育、国际问题等多个领域。

　　皮书数据库以篇章为基本单位，方便用户对皮书内容的阅读需求。用户可进行全文检索，也可对文献题目、内容提要、作者名称、作者单位、关键字等基本信息进行检索，还可对检索到的篇章再作二次筛选，进行在线阅读或下载阅读。智能多维度导航，可使用户根据自己熟知的分类标准进行分类导航筛选，使查找和检索更高效、便捷。

　　权威的研究报告、独特的调研数据、前沿的热点资讯，皮书数据库已发展成为国内最具影响力的关于中国与世界现实问题研究的成果库和资讯库。

皮书俱乐部会员服务指南

1. 谁能成为皮书俱乐部成员？

- 皮书作者自动成为俱乐部会员
- 购买了皮书产品（纸质皮书、电子书）的个人用户

2. 会员可以享受的增值服务

- 加入皮书俱乐部，免费获赠该纸质图书的电子书
- 免费获赠皮书数据库100元充值卡
- 免费定期获赠皮书电子期刊
- 优先参与各类皮书学术活动
- 优先享受皮书产品的最新优惠

社会科学文献出版社　皮书系列
SOCIAL SCIENCES ACADEMIC PRESS (CHINA)

卡号：9730584447264699
密码：

3. 如何享受增值服务？

（1）加入皮书俱乐部，获赠该书的电子书

　　第1步　登录我社官网（www.ssap.com.cn），注册账号；

　　第2步　登录并进入"会员中心"—"皮书俱乐部"，提交加入皮书俱乐部申请；

　　第3步　审核通过后，自动进入俱乐部服务环节，填写相关购书信息即可自动兑换相应电子书。

（2）免费获赠皮书数据库100元充值卡

　　100元充值卡只能在皮书数据库中充值和使用

　　第1步　刮开附赠充值的涂层（左下）；

　　第2步　登录皮书数据库网站（www.pishu.com.cn），注册账号；

　　第3步　登录并进入"会员中心"—"在线充值"—"充值卡充值"，充值成功后即可使用。

4. 声明

　　解释权归社会科学文献出版社所有

皮书俱乐部会员可享受社会科学文献出版社其他相关免费增值服务，有任何疑问，均可与我们联系

联系电话：010-59367227　企业QQ：800045692　邮箱：pishuclub@ssap.cn

欢迎登录社会科学文献出版社官网（www.ssap.com.cn）和中国皮书网（www.pishu.cn）了解更多信息

社会科学文献出版社　　皮书系列

"皮书"起源于十七、十八世纪的英国，主要指官方或社会组织正式发表的重要文件或报告，多以"白皮书"命名。在中国，"皮书"这一概念被社会广泛接受，并被成功运作、发展成为一种全新的出版形态，则源于中国社会科学院社会科学文献出版社。

皮书是对中国与世界发展状况和热点问题进行年度监测，以专业的角度、专家的视野和实证研究方法，针对某一领域或区域现状与发展态势展开分析和预测，具备权威性、前沿性、原创性、实证性、时效性等特点的连续性公开出版物，由一系列权威研究报告组成。皮书系列是社会科学文献出版社编辑出版的蓝皮书、绿皮书、黄皮书等的统称。

皮书系列的作者以中国社会科学院、著名高校、地方社会科学院的研究人员为主，多为国内一流研究机构的权威专家学者，他们的看法和观点代表了学界对中国与世界的现实和未来最高水平的解读与分析。

自20世纪90年代末推出以《经济蓝皮书》为开端的皮书系列以来，社会科学文献出版社至今已累计出版皮书千余部，内容涵盖经济、社会、政法、文化传媒、行业、地方发展、国际形势等领域。皮书系列已成为社会科学文献出版社的著名图书品牌和中国社会科学院的知名学术品牌。

皮书系列在数字出版和国际出版方面成就斐然。皮书数据库被评为"2008~2009年度数字出版知名品牌"；《经济蓝皮书》《社会蓝皮书》等十几种皮书每年还由国外知名学术出版机构出版英文版、俄文版、韩文版和日文版，面向全球发行。

2011年，皮书系列正式列入"十二五"国家重点出版规划项目；2012年，部分重点皮书列入中国社会科学院承担的国家哲学社会科学创新工程项目；2014年，35种院外皮书使用"中国社会科学院创新工程学术出版项目"标识。

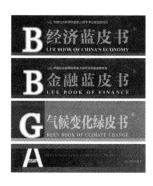

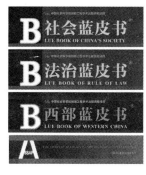

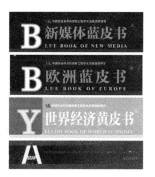

法 律 声 明